# DU TABAC

PAR

## Louis-Charles GESQUIÈRE

de Deûlémont ( Nord )

**DOCTEUR EN MÉDECINE**

Bachelier ès-Lettres ; Bachelier ès-Sciences Physiques ; Membre correspondant de la Société Médicale d'Émulation de Montpellier ; Membre
correspondant de la Société de Médecine et de Chirurgie pratiques de
la même ville.

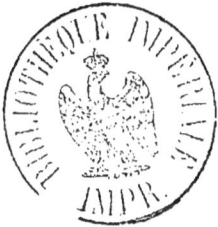

## MONTPELLIER

TYPOGRAPHIE DE BOEHM, IMPRIMEUR DE L'ACADÉMIE
Éditeur du MONTPELLIER MÉDICAL

—

1859
1860

A mon Beau-Père

# VANDERMERSCH-PARET

L.-C. GESQUIÈRE.

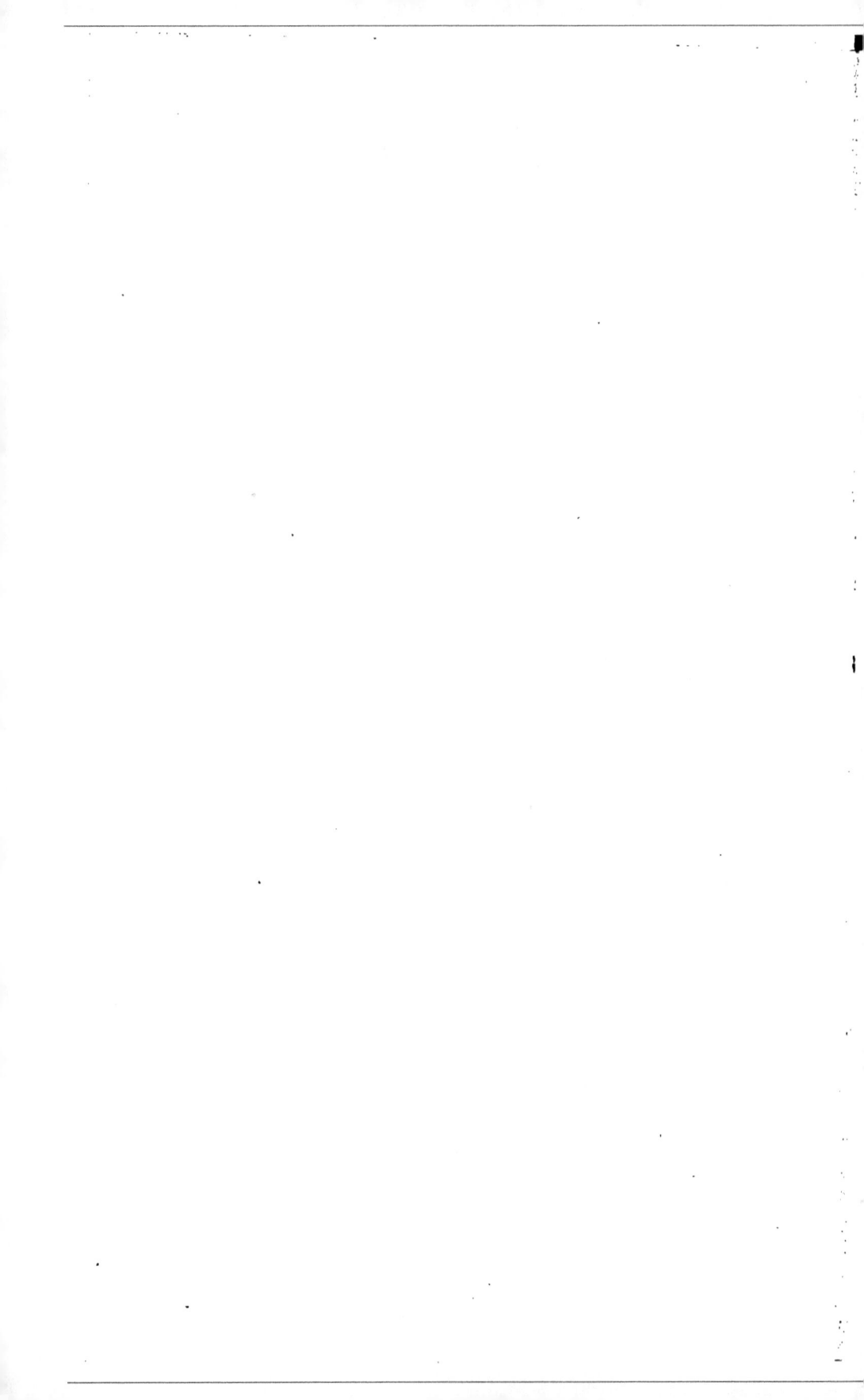

# AVANT - PROPOS

Le sujet que nous nous proposons de traiter dans notre Thèse inaugurale demanderait certainement plus de savoir et surtout plus d'expérience que nous ne pouvons en avoir au début de notre carrière médicale. N'est-ce pas, en effet, à l'aide d'une observation attentive et longtemps soutenue, après de nombreux essais de toute sorte, qu'on peut parvenir à bien connaître les effets physiologiques et pathologiques du TABAC? Sans doute, il nous a été donné de voir accidentellement dans les hôpitaux ou dans le monde quelques-unes des maladies déterminées par l'usage ou par l'abus de cette plante; mais nous n'avons pu, par nous-même du moins, suivre méthodiquement], et, pour ainsi dire, au jour le jour, la marche de ces affections.

Cependant, comme cette étude offre pour nous un intérêt spécial, puisque nous devons exercer notre profession dans 'une ville où se trouve une importante manufacture de tabacs, nous n'avons pas voulu y renoncer complètement. Nous avons dû, par conséquent, nous borner à rassembler les matériaux épars çà et là dans la science, et à les réunir en un travail qui, s'il n'a pas le mérite de la nouveauté, se recommande au moins par des recherches laborieuses, nous réservant d'y ajouter plus tard le fruit de notre expérience personnelle.

Le tabac est aujourd'hui plus répandu que certaines denrées alimentaires. La consommation de cette herbe fétide et répugnante, comme l'appellent Merat et Delens, a atteint des proportions prodigieuses et tend tous les jours à s'accroître davantage. Elle est entrée de plain-pied dans les habitudes de la société moderne, et, à ce titre, elle mérite sûrement d'attirer l'attention du médecin. Ramazzini, Pointe, Mélier, ont tour à tour décrit les maladies des ouvriers employés à la préparation du tabac, et, n'en déplaise à Parent-Duchâtelet, les travaux de ces praticiens sont trop concluants pour qu'on néglige de prendre en considération les influences qu'ils ont signalées. Il y a peu de temps encore, dans un mémoire que nous aurons souvent l'occasion de citer, M. le professeur Bouisson s'attachait à démontrer l'action du tabac sur la production de l'épithélioma des lèvres et des fosses nasales. Le retentissement dont il a été l'objet, l'émotion qu'il a causée en dehors même du monde médical, prouvent à la fois et le mérite d'une œuvre remarquable et l'opportunité d'une pareille étude.

Les considérations qui précèdent justifient suffisamment le choix de notre sujet ; la seule crainte que nous ayons en ce moment, c'est de rester bien au-dessous d'une tâche pour laquelle nous ne saurions trop réclamer la bienveillance de nos Juges.

# DU TABAC

---

## HISTORIQUE.

Le tabac est originaire du nouveau Monde. Las-Cases nous apprend que lorsque Christophe-Colomb aborda à l'île de San-Salvador, les deux matelots qu'il envoya à la découverte trouvèrent en chemin un grand nombre de naturels qui se rendaient à leurs hameaux et qui tenaient à la main , tant les hommes que les femmes, un tison formé d'herbes dont ils aspiraient le parfum. Or, d'après le même auteur, ce tison était une espèce de mousqueton bourré d'une feuille sèche que les Indiens appellent *Tabaccos*, et qu'ils allument par un bout, tandis qu'ils fument par l'autre extrémité, en aspirant entièrement la fumée avec leur haleine [1]. Aujourd'hui encore les Espagnols du Mexique désignent sous le nom de *Tabaccos* des roseaux plus

[1] Las-Cases; Histoire générale des Indes, cité par Barral. (Dictionnaire des arts et manufactures, art. *Tabac*.)

2

ou moins longs , remplis de tabac, d'ambre liquide et de plusieurs plantes aromatiques, dont la fumée les endort en leur ôtant toute sensation de lassitude et de travail.

Le nom de Tabac, donné à la plante , nous paraît déri-ver de ces *Tabaccos*, et non pas, comme le prétendent certains auteurs, de l'île de *Tabago* , l'une des Antilles , ni de *Tabacco*, petite ville du Mexique , où on l'aurait observé pour la première fois. Très-commun dans la Flo-ride, au Brésil, etc., etc., le tabac, lors de la décou-verte du nouveau continent, jouissait d'une grande réputa-tion parmi les naturels de ces diverses contrées. Au dire de » Neander : « les prestres Indiens, appelez Buhites, se » parfumaient de tabac pour se ravir en extase, et en cest » estat, interroger le diable sur le sujet qu'on leur avait » proposé [1]. » Plongés dans une ivresse que les popula-tions ignorantes et crédules prenaient pour une véritable inspiration céleste, ils prédisaient l'avenir, annonçant l'issue heureuse ou funeste d'une guerre commencée, et se vantaient de guérir tous les maux. Leur médicament par excellence, la panacée irrésistible devant laquelle s'éva-nouissaient les maladies les plus rebelles, c'était le *Petun* (nom Indien du tabac).

Subissant à leur insu l'influence des peuples qu'ils venaient de vaincre, les Espagnols rapportèrent en Europe une plante dont les effets prétendus tenaient presque du

---

[1] Neander ; Traité du tabac, pag. 49.

prodige. Leurs récits merveilleux , accueillis partout avec une crédulité que l'on comprend aisément , firent donner au tabac les noms significatifs d'*herbe à tous maux* , *herbe sacrée, herbe sainte, panacée antarctique*,... et bon nombre de médecins se répandirent en éloges pompeux , proclamèrent bien haut les vertus héroïques de ce nouveau médicament.

Nicot, ambassadeur de François II, roi de France, près de Sébastien, qui régnait en Portugal vers l'an 1560, introduisit le tabac dans cette province , en le mettant sous le patronage du grand-prieur de Lisbonne. Plus tard , il fit hommage d'une plante que l'on croyait si recommandable à tant de titres, à la reine Catherine de Médicis , et de là sont venus les noms divers d'*herbe du grand-prieur*, d'*herbe à la reine*, de *Médicis*, et enfin de *nicotiane*, sous lesquels elle fut désignée pendant longtemps. Au reste, la synonymie du tabac est excessivement riche ; presque tous les grands personnages de l'époque tinrent à l'honneur de le dénommer ; et c'est ainsi qu'il fut appelé encore *herbe de Sainte-Croix, herbe de Ternabon*, grâce à la protection dont l'entourèrent le cardinal de Sainte-Croix et le légat du pape Nicolas de Ternabon, qui l'importèrent en Italie.

Dès son apparition, la nicotiane fut regardée comme un agent thérapeutique d'une efficacité merveilleuse ; mais son usage ne dépassa pas les barrières des officines. On peut lire, en effet, dans le *Théâtre d'agriculture* d'Olivier de Serres, qui vivait sous Henri IV, la description de cette plante, l'énumération de ses propriétés, et l'on verra qu'elle n'était employée qu'à titre de moyen curateur.

C'est, paraît-il, en 1626, sous le ministère du cardinal de Richelieu, que la mode naquit en France de se servir du tabac comme d'un passe-temps agréable, réservé probablement aux classes élevées. La nicotiane, en effet, coûtait alors jusqu'à 10 livr. la livre, somme très-considérable pour l'époque, comme le fait remarquer Merat.

Si l'on en croit certains auteurs, le tabac aurait été introduit en Angleterre, avant que Nicot l'eût importé en France, par l'amiral Drack à son retour de la Virginie. Murray soutient qu'il était fort répandu en Europe avant la découverte du nouveau Monde, et qu'il y était apporté de la Perse, où l'on soupçonne qu'il croît spontanément. Cette opinion est partagée par Chardin, qui, dans son *III^e voyage*, pag. 304, assure qu'en 1660 le tabac était naturalisé en Perse depuis quatre cents ans. Jean Liebault va plus loin encore, et, dans sa *Maison rustique*, il n'hésite pas à déclarer que le petit tabac ou tabac sauvage est naturel à l'Europe, et qu'on l'avait trouvé dans les Ardennes [1]. Cette dernière assertion a trouvé force contradicteurs, et Magnenus surtout s'est attaché à la combattre. Sans insister davantage sur une question qu'il nous serait bien difficile aujourd'hui de résoudre, il faut avouer que si la découverte du tabac n'est pas contemporaine de la découverte du nouveau continent,

[1] Merat et Delens, tom. V, pag. 606.

c'est du moins de cette époque que datent sa réputation et son usage si commun dans le monde entier.

Le tabac, prôné outre mesure par ses partisans, ne tarda pas à rencontrer de nombreux et puissants détracteurs. L'espèce humaine est ainsi faite : une admiration démesurée devient le signal d'une critique acerbe et souvent injuste ; la vérité se trouve presque toujours dans un milieu raisonnable. Hâtons-nous de dire cependant qu'il n'en est pas ainsi de la nicotiane, et que si ses adversaires ont été trop loin dans la guerre qui lui fut déclarée, elle ne méritait en aucune façon les éloges pompeux et l'engouement universel dont elle devint l'objet.

Christian IV, roi de Danemarck, défendit sous des peines très-sévères l'introduction et l'usage du tabac dans toute l'étendue de ses États. En 1604, Jacques Ier, roi d'Angleterre, ordonna que cette plante fût extirpée et détruite comme herbe éminemment nuisible ; plus tard il publia contre les fumeurs une satire intitulée *Misocapnos*, qui provoqua de la part des jésuites Polonais une réponse, véritable plaidoyer en faveur du tabac, sous le nom de *Anti-Misocapnos*.

La capitale de la Russie, dont les maisons sont presque toutes en bois, ayant été à peu près détruite par un incendie causé par la pipe d'un fumeur, le grand-duc Michel Fédérowitz publia un édit de proscription contre le tabac, dont l'usage fut défendu sous peine de la bastonnade ou d'avoir le nez coupé [1]. Un motif analogue et une répugnance extrême pour la fumée de la nicotiane inspirèrent à Mahomet IV des mesures même plus sévères. Tournefort rapporte qu'il faisait tous les soirs sa ronde pour surprendre les fumeurs, et les pendait après leur avoir fait passer une pipe au travers du nez [2].

Le tabac vit tomber sur lui les foudres du Vatican : Urbain VIII lança une bulle d'excommunication contre tous ceux qui se servaient de cette plante dans l'intérieur des églises. L'impératrice Élisabeth fit une défense semblable, et autorisa les bedeaux à confisquer les tabatières des priseurs à leur profit. Enfin, et nous terminerons par là, en 1689, une ordonnance rendue par les princes de Transylvanie, menaça de la perte de leurs biens ceux qui plantaient du tabac, et d'une amende de 3 à 200 florins ceux qui en consommaient [3].

Tandis que les souverains étaient ainsi à peu près unanimes à condamner le tabac, les populations s'empressaient de le rechercher davantage, et en Angleterre G. Penn perdait beaucoup de sa popularité pour s'être déclaré l'ennemi de la plante nouvelle [4]. On répondait aux édits de pros-

---

[1] La Russie est le seul empire où une telle prohibition existe encore : les mesures prises contre les fumeurs sont sans doute moins rigoureuses, mais l'usage de la pipe ou du cigare est sévèrement interdit dans les rues de Saint-Pétersbourg.

[2] Tournefort ; Voyage, tom. II, pag. 307.

[3] Dictionnaire des sciences naturelles, tom. XXXIV, pag. 536.

[4] Biographie universelle, tom. XXXIII, pag. 312.

cription par des louanges de plus en plus exagérées. Raphaël
Thorius publiait un poème intitulé *Hymnus tabaci* ; le jé-
suite Godefroy Baptista composait son *Tabacum carmen*, et
Monardès, Neander, etc., exaltaient les propriétés miracu-
leuses d'une plante qu'ils appelaient un don du ciel.

Le tabac, banni de presque toute l'Europe, trouva toujours
asile en France. Profitant habilement des sympathies nombreuses que la nicotiane rencontrait dans leurs États, les rois
de France spéculèrent heureusement sur le goût universel,
et en firent la source d'un revenu très-important. En 1629,
on mit trente sols par livre d'impôt sur le petun, car alors
le tabac s'appelait ainsi[1]. Cette denrée fut soumise à ce
droit jusqu'en 1674, où elle devint l'objet d'un privilége ex-
clusif qui a subsisté jusqu'à nos jours sous le nom de ferme
de tabac. Les deux premières années, la ferme du tabac rap-
porta 600,000 fr. ; en 1715, ce revenu était de 4,020,000 ;
en 1784, les fermiers-généraux versaient dans les caisses
royales la somme de 42,000,000, et probablement ils y
gagnaient encore. Affranchi de tout droit par la Constituante,
le 2 février 1791, le tabac fut de nouveau soumis au monopole par un décret impérial, l'année 1810, qui créa la
régie. On a constaté par les documents officiels de cette
administration, que la vente des tabacs procurait à cette
époque un bénéfice annuel de 25 millions pour le trésor.
Depuis, ce produit n'a fait que s'augmenter, et dans de telles

[1] Encyclopédie, art. *Tabac*, pag. 786.

proportions, qu'il donne aujourd'hui à l'État un revenu de près de 200 millions [1].

Ce fut d'abord sous forme de poudre et pris par le nez, que le tabac se répandit en France. Cette mode bizarre trouva surtout grande faveur à la cour de Louis XIV. Il était alors de bon goût de se montrer tout barbouillés de tabac d'Espagne. Ces élégants marquis, tant ridiculisés par Molière, excellaient à secouer leurs jabots de dentelles saupoudrés de tabac. Tout le monde connaît l'anecdote dont Fagon fut le principal acteur : obligé d'argumenter contre la *nicotiane*, Fagon, priseur passionné, ne cessa de tenir sa tabatière à la main et d'y puiser la poudre contre laquelle il fulminait des arguments sans réplique.

L'odeur pénétrante de la fumée du tabac, qui s'attache aux vêtements, a longtemps relégué la pipe et le cigare dans les classes les plus inférieures. La cour si polie et si élégante de Louis XIV ne pouvait admettre cette vapeur fétide qui empeste l'haleine ; et Jean Bart fumant dans les antichambres du grand roi, est un fait tellement prodigieux, que son souvenir s'est conservé dans les mémoires contemporains. Ceci nous explique pourquoi la pipe ne se répandit que longtemps après le tabac à priser, quoique les Espagnols eussent appris des sauvages du nouveau continent la manière de brûler la nicotiane et d'en aspirer

[1] Bouisson ; Mémoire sur le cancer des fumeurs. (*Montpellier médical*, tom. II, pag. 543.)

la fumée. Il est vrai que depuis, la pipe a pris sa revanche, et nos fumeurs ont atteint et dépassé leurs modèles.

Il existe encore une troisième manière d'employer le tabac, plus dégoûtante à notre avis que les autres : nous voulons parler de la mâchication. Cette habitude, heureusement assez peu commune, est limitée à certaines professions, et probablement due à une opinion accréditée par quelques auteurs, qui attribuent au tabac le pouvoir de calmer la faim. Peut-être aussi l'usage de la chique, si répandu parmi nos marins, vient-il de la défense qui leur est faite de fumer à bord des navires de l'État, où cette précaution reconnaît pour cause la crainte des incendies. Quoi qu'il en soit, la mâchication du tabac n'a été introduite qu'après la pipe ; elle nous paraît avoir été inventée par les Européens, à moins toutefois qu'on ne veuille trouver son origine dans ce que Monardès rapporte, touchant l'habitude où sont les Indiens de se servir de la préparation suivante : Ils prennent partie égale de poudre de tabac et d'écailles d'huîtres calcinées ; ils en font des bols de la grosseur d'un pois, ont soin de le conserver constamment dans la bouche, et de le remplacer par un autre dès qu'il est entièrement dissous.

Telles sont, en résumé, les quelques considérations historiques que nous avons pu recueillir sur l'origine et l'introduction du tabac en Europe. Nous allons maintenant nous occuper de son étude d'une manière plus spéciale, et ici quelques divisions nous paraissent utiles. Dans un

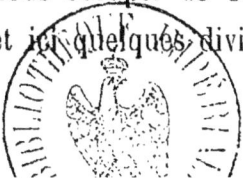

premier chapitre, ayant pour titre : *Histoire naturelle du tabac*, nous décrirons avec soin ses caractères botaniques, sa culture et les préparations diverses auxquelles on le soumet avant de le livrer au commerce ; nous parlerons enfin des principes qui rentrent dans sa composition ou de son analyse chimique. Le deuxième chapitre aura pour objet l'étude si intéressante des effets du tabac sur l'homme et les animaux à l'état de santé. Quelques considérations sur l'usage du tabac comme agent thérapeutique, nous fourniront un troisième chapitre. Nous terminerons enfin par des réflexions générales sur les avantages et les inconvénients de la nicotiane, qui, résumant en peu de mots tout ce qui aura été dit dans ce travail, lui serviront de conclusion.

# CHAPITRE PREMIER

### Histoire naturelle.

I. CARACTÈRES BOTANIQUES. — La nicotiane, tel est le nom adopté par les botanistes pour désigner un genre très-important appartenant à la famille des Solanées, qui renferme aujourd'hui environ quarante espèces parfaitement connues. Ce genre, établi par Tournefort, adopté plus tard par Linnée, qui le plaça dans la *Pentandrie-monogynie*, a pour caractères généraux une tige herbacée ou sous-frutescente, atteignant parfois une taille très-élevée, et recouverte presque toujours de poils plus ou moins visqueux ; les feuilles, entières, sont alternes ; les fleurs, blanches, verdâtres ou purpurines, sont disposées en grappe ou en panicule, terminales, et composées d'un calice tubuleux campanulé à cinq divisions, d'une corolle hypogyne, infundibuliforme ou hypocratériforme à limbe plissé, cinq-lobé ; les étamines, au nombre de cinq, égales, sont insérées sur le tube de la corolle et incluses ; la déhiscence des anthères est longitudinale ; l'ovaire supère et à deux loges renferme un grand nombre d'ovules ; il est surmonté d'un style simple, que termine un stigmate en tête. Le fruit est une capsule recouverte par un calice persistant, s'ouvrant au sommet par deux valves septicides. Les graines, petites et nombreuses, renferment un embryon légèrement recourbé en arc.

Toutes les espèces du genre nicotiane ne sont pas employées dans le commerce; il en est, comme la *Nicotiana glauca* par exemple, qui sont cultivées pour orner les jardins, et nous ne devons pas nous en occuper ici. Les autres, dont les feuilles convenablement préparées constituent les différentes variétés de tabacs, sont loin d'avoir une égale importance; nous ne décrirons que les principales, telles que les *Nicotiana tabacum, rustica, quadrivalvis, paniculata*.

A. *Nicotiane tabac; Nicotiana tabacum* (Linn.). — Cette plante est originaire de l'Amérique méridionale. Cultivée dans presque toute l'Europe, c'est elle que l'on désigne plus spécialement sous le nom de *tabac;* c'est à elle surtout que doivent se rapporter les considérations que nous exposerons par la suite.

La tige est droite, arrondie, épaisse, rameuse dans sa partie supérieure, pubescente et glutineuse dans toute son étendue. Elle atteint, à l'état cultivé, jusqu'à 2 mètres et plus de hauteur, et présente, d'après Merat, le même phénomène que le ricin, c'est-à-dire qu'annuelle chez nous, elle est vivace au Brésil, où elle persiste pendant dix et douze ans. Ses feuilles, grandes et alternes, sont oblongues, lancéolées, acuminées, très-entières, sessiles; les plus basses, décurrentes. Ses fleurs sont en panicule et accompagnées d'une bractée linéaire, lancéolée. Le calice est vis-

queux, oblong, à divisions droites, inégales et aiguës; la
corolle, trois fois plus longue que le calice, présente un
tube renflé à sa gorge, et un limbe étalé, rosé, divisé en
cinq lobes ovales, aigus, marqués d'un pli. Les étamines
ont leurs filaments velus à la base. La capsule est ovoïde,
longue de 2 à 3 centimètres, offrant quatre sillons externes
et deux loges.

Le tabac que nous venons de décrire est connu des cultivateurs sous le nom de tabac mâle; il est représenté avec
cette dénomination dans l'ouvrage de Neander; au bas de
la planche on lit cette inscription :

> Je suis le tabac masle, enflé de noms superbes
> Comme herbe de la reine ou la reine des herbes.

La culture a modifié certains des caractères indiqués ci-
dessus, et Schrank, dans un mémoire assez étendu, a
signalé l'existence de nombreuses variétés dues uniquement
à cette cause. Ce sont : *Nicotiana tabacum attenuatum,
macrophyllum, pallescens, alipes, scrotinum, gracilipes,
verdon, lingua.*

B. *Nicotiane rustique; Nicotiana rustica* (Linn.). —
Originaire d'Amérique comme la précédente; elle aurait été,
dit-on, importée la première en Europe. Les cultivateurs
la désignaient sous le nom de *tabac femelle*; on lui attribuait
les propriétés du *Nicotiana tabacum*, mais à un moindre
degré, et Neander lui fait dire:

Je suis tabac femelle, et en vertus j'égale
Quelle plante qui soit; j'en exempte mon masle.

Un peu moins haute que la nicotiane tabac, la tige présente
un port analogue; elle est velue et visqueuse dans toutes
ses parties; ses feuilles épaisses, ovales, entières, obtuses,
sous-pétiolées. Les fleurs en grappe, terminales, réunies
elles-même en panicule. La corolle est jaune verdâtre; le
tube dépassant à peine le calice est enflé et velu, étranglé
au-dessous du limbe, hypocratériforme; le calice a ses
divisions ovales. Le fruit est une capsule arrondie, bi-locu-
laire. Les graines sont nombreuses et noirâtres.

C. *Nicotiane quadrivalve*; *Nicotiana quadrivalvis* (Pursh,
Amer. 1, pag. 141). — Tige herbacée, glabre et peu élevée.
Feuilles alternes, pétiolées, glabres, oblongues, ovales,
entières, aiguës, rétrécies à leur base, les supérieures
presque sessiles; rameaux comprimés, anguleux; pédon-
cules pileux et un peu visqueux. Calice hérissé de poils,
glanduleux, à cinq divisions aiguës. Corolle infundibuliforme, blanche avec une teinte bleue; tube glabre presque
une fois plus long que le calice; les lobes du limbe sont
un peu allongés, aigus. Capsules globuleuses, un peu sail-
lantes hors du calice qui les entoure, s'ouvrant en quatre
valves. Cette plante croit dans le Missouri, où elle est cultivée; elle fournit un tabac d'excellente qualité [1].

[1] Dictionnaire des sciences naturelles, tom. XXXIV, pag. 534.

D. *Nicotiane paniculée*; *Nicotiana paniculata* (Linn.).
— Cette espèce appartient à l'Amérique du Sud, elle est
herbacée, annuelle, pubescente, visqueuse. Ses feuilles
sont petiolées, ovales, en cœur, entières. Les fleurs, verdâtres ou vert-jaunâtres, forment une panicule terminale et
se distinguent par leur corolle hypocratériforme, à tube
en massue très-glabre, dépassant plusieurs fois le calice,
à limbe divisé en cinq lobes très courts, aigus [1].

Nous aurions pu citer encore la *Nicotiana tomentosa, un-
dulata seu brevifolia, angustifolia*, etc., etc.; mais nous
avons exposé plus haut les raisons pour lesquelles nous
croyons pouvoir nous dispenser de le faire.

Le tabac, et surtout le tabac mâle, a une odeur vireuse,
piquante, et une saveur âcre et nauséabonde. Sous l'influence de substances diverses auxquelles on soumet ses
feuilles, il acquiert des propriétés nouvelles, que nous étu-
dierons plus tard, mais dont le premier résultat est un
changement de couleur, d'odeur et de goût. Toute la plante
n'est pas également utilisée ; on laisse ordinairement de
côté les fleurs, la tige et les racines, pour ne s'occuper que
des feuilles, dont on favorise le développement par des précautions extrêmes. Ce n'est pas cependant que toutes les
portions herbacées ne renferment le principe actif de la nicotiane ; mais il est reconnu qu'il existe surtout dans les
feuilles, et que partout ailleurs il se trouve en quantités re-
lativement très-minimes.

[1] Dictionnaire de d'Orbigny, tom. VIII, pag. 648.

II. Culture et mode de préparation. — Tous les terrains ne conviennent pas également à la culture du tabac. On a remarqué, et presque tous les auteurs sont d'accord sur ce point, qu'une terre vierge lui convenait mieux que toute autre. Ses produits sont peu abondants lorsqu'on l'ensemence dans un champ qui a déjà porté de l'orge, du chanvre, etc. ; il réussit, au contraire, parfaitement s'il remplace des prairies artificielles, de la garance ou des pommes de terre. Un sol médiocrement humide, un peu gras, abrité convenablement, de façon que la jeune plante n'ait pas à craindre la gelée : telles sont les conditions nécessaires et sans lesquelles le tabac ne saurait venir à bien, au moins dans nos climats tempérés. Il faut, en outre, pour sa réussite complète et son parfait développement, que le terrain qui doit recevoir la graine soit préparé au moyen de trois labours à la charrue et bien fumé. Nous avons déjà dit plus haut, qu'en raison de la grandeur de ses feuilles, on donnait la préférence au *Nicotiana tabacum* ou vrai tabac. Depuis quelque temps, on cultive aussi avec soin le tabac femelle (*Nicotiana rustica*), qui, moins délicat que l'espèce précédente, exige des soins moins assidus, tout en donnant des produits qui ont à peu près la même valeur. Dans son *Traité de la culture du tabac*, M. Sarrazin indique encore les tabacs de Virginie, de Caroline et de Verine, comme pouvant réussir en France et dans les principaux royaumes de l'Europe ; leur culture cependant ne dépasse guère les limites de leur pays natal.

Les semis du tabac sont faits sur couche bien abritée ; cette précaution est surtout importante dans les départements septentrionaux de la France, et à plus forte raison dans les contrées plus froides du nord de l'Europe. En Alsace, en Flandre, en Hollande, où le terrain présente les meilleures conditions pour la culture de la nicotiane, on n'a garde de la négliger ; encore arrive-t-il que souvent le défaut de chaleur fait manquer la récolte en partie ou en totalité.

On ensemence d'ordinaire vers la fin du mois de février ou dans le courant de mars. La graine, dit M. le chevalier de Jaucourt, doit être mêlée avec six fois autant de cendre ou de sable, parce que si on la semait seule, sa petitesse la ferait pousser trop épaisse, et il serait impossible de transplanter la plante sans l'endommager. On a le soin de sarcler les couches et de n'y laisser aucune mauvaise herbe, dès qu'on peut distinguer le tabac. Il doit toujours être seul et bien net [1].

Lorsque la saison est assez avancée pour qu'on n'ait plus à craindre un abaissement dans la température, les jeunes plantes sont transportées dans les terres préparées *ad hoc*, et séparées les unes des autres de façon à présenter un certain nombre de pieds déterminés d'avance par la régie, pour telle ou telle étendue. Ce nombre varie, du reste, avec les localités, l'espèce de tabac, la nature du sol, etc., etc. C'est ainsi que l'on accorde 40,000 pieds

---

[1] Encyclopédie, tom. XV, pag. 786.

par hectare pour certains départements, tandis que 10,000 est la limite pour certains autres.

La croissance du tabac est d'ordinaire très-rapide ; sa floraison a lieu quelques mois après qu'il a été transplanté. Dans le but de favoriser le développement des feuilles, seules parties usitées dans le commerce, on procède à l'écimage, c'est-à-dire, que l'on coupe la panicule terminale, pour que, la tige ne croissant plus en longueur, la sève alimente exclusivement les feuilles, soigneusement débarrassées des bourgeons axillaires qui pourraient nuire à leur nutrition. Ces feuilles, elles-mêmes, ne doivent jamais être en grand nombre : certains pieds peuvent en porter de 8 à 9, rarement davantage. Ici encore la régie intervient, et chacune des opérations que nous venons d'indiquer, est de sa part l'objet d'une surveillance attentive.

Lorsque la plante prend une teinte brune, que ses feuilles sont devenues cassantes, on procède à la récolte de ces dernières. Cueillies avec beaucoup de soin et une à une, elles sont portées au séchoir, immense hangar très-aéré, où elles se débarrassent des sucs dont la fermentation aurait pu déterminer leur moisissure. Arrivées à un degré convenable de sécheresse, on les réunit en manoques, c'est-à-dire, en paquets composés ordinairement de 10 à 15 feuilles entourées d'une feuille roulée. Cette dernière opération ne doit se faire que par un temps humide, afin que la plante ramollie puisse être maniée sans se casser ;

après quoi les manoques sont livrées à la régie, et la préparation du tabac commence.

Il est peu de plantes, et nous parlons des plus nécessaires, qui exigent autant de soins que la nicotiane. Quinze mois environ s'écoulent depuis l'époque des semis jusqu'au moment où la récolte est complètement terminée, et il reste encore bien des choses à faire.

La culture du tabac n'est autorisée aujourd'hui que dans six départements ; ce sont : le Nord, le Pas-de-Calais, le Bas-Rhin, le Lot, le Lot-et-Garonne et l'Ille-et-Vilaine. Cette autorisation est encore limitée à certains arrondissements et cantons ; et, comme nous l'avons dit plus haut, les planteurs subissent à chaque instant le contrôle de la régie, dont ils doivent accepter toutes les décisions, de même que les prix déterminés par elle. Ce mode d'exploitation par l'État, admis depuis bien longtemps en France, a subi diverses modifications. Il fut d'abord concédé à des fermiers spéciaux, et la culture du tabac ne fut permise que dans trois provinces : la Franche-Comté, l'Alsace et la Flandre. A cette époque aussi, sa fabrication était réservée aux seules manufactures de Paris, Dieppe, Morlaix, Tonneins, Cette, le Hâvre, Toulouse et Valenciennes. Affranchie de toutes entraves pendant quelques années, la culture de tabac fut de nouveau soumise au monopole en 1810, et la loi du 28 avril 1816 vint confirmer le décret impérial.

Onze manufactures se partagent aujourd'hui la préparation du tabac ; elles sont situées à Paris, Lille, Le Hâvre

Morlaix, Bordeaux, Tonneins, Toulouse, Lyon, Strasbourg, Marseille, Alger, et occupent environ dix mille ouvriers. Ces manufactures, dit M. le chevalier de Jaucourt, n'exigent ni des machines d'une mécanique compliquée ni des ouvriers d'une intelligence difficile à rencontrer ; cependant les opérations en apparence les plus simples demandent la plus singulière attention. Rien n'est indifférent, depuis le choix des matières jusqu'à leur perfection [1].

Dès que les manoques sont arrivées dans les ateliers de fabrication, on procède à l'époulardage. Ce n'est pas autre chose que la séparation et le triage des feuilles. Cette opération est très-délicate et surtout fort importante. Les ouvriers qui la pratiquent sont exposés à casser le tabac, s'ils agissent trop vite ou sans précaution ; ils doivent apporter le plus grand soin à l'examen de chaque feuille et n'admettre que celles qui sont exemptes de toute altération (moisissure, piqûre, etc.). Les espèces différentes doivent être exactement mises à part, après qu'elles ont été débarrassées de la poussière qui les recouvre.

Pour favoriser les manœuvres ultérieures, on arrose le tabac avec une certaine quantité d'eau salée, dans la proportion de 10 kilogrammes de sel marin pour 100 litres d'eau. Cette solution, qui varie avec les manufactures et les divers tabacs, s'appelle sauce. Elle doit seulement assouplir la feuille, devenue dure et cassante par la dessiccation. Mais

---

[1] Encyclopédie, *loc. cit.*, pag. 786.

lorsque le tabac est destiné aux priseurs, on y ajoute de la chaux, de l'eau-de-vie et autres substances propres à lui donner du montant et du bouquet. La proportion des principes qui rentrent dans la composition de ces mélanges n'a jamais été bien rigoureusement déterminée ; l'ancienne Ferme elle-même n'a jamais suivi aucune règle à cet égard, contre l'avis du célèbre et malheureux Lavoisier, qui périt avec ses collègues, sous le vain prétexte qu'ils avaient fraudé, falsifié, empoisonné une substance de première nécessité pour le peuple [1]. La mouillade, c'est ainsi que se nomme l'opération que nous venons de décrire, n'est pas absolument nécessaire pour toutes les feuilles, qui sont parfois assez flexibles pour subir l'écotage sans inconvénients.

Comme son nom l'indique, l'écotage est l'opération d'enlever la nervure médiane de la feuille. Les femmes et les enfants en sont ordinairement chargés, et doivent veiller surtout à ne pas déchirer le tabac. Les feuilles les plus larges et les plus lisses sont mises à part et destinées à envelopper les cigares. On les désigne en fabrique du nom de robe.

Les opérations qui suivent varient un peu avec l'usage auquel le tabac est destiné. On procède d'abord à la confection des déchets. Ce mot, qui perd ici son acception habituelle, se rapporte tout simplement au mélange des feuilles, dans le but de corriger les propriétés des unes par l'addi-

---

[1] Cadet Gassicourt; Bulletin de pharmacie cité par Arvers. Thèse Paris, pag. 9.

tion d'autres plans plus ou moins forts, et de séparer ainsi plusieurs masses qui doivent servir à composer les tabacs de toutes les qualités.

Soumis d'abord au frisage, c'est-à-dire haché comme avec un couteau, le tabac est rassemblé en paquets cylindriques de 20 à 30 centimètres de longueur, roulés à la main, que l'on appelle soupe et qui doivent être réunis bout à bout, de manière à former une espèce de corde d'une grosseur égale dans toute son étendue. La réunion des soupes, ou le filage, se fait au rouet, qui les tord en les assemblant et exige de la part des ouvriers qui l'exécutent des efforts très-énergiques.

Le carrotage convient seulement au tabac à priser. Dans cette opération assez simple, les rôles sont coupés en morceaux d'une longueur très-variable et qui sont fortement tassés dans des moules de fer ayant la forme de deux moitiés de cônes tronqués, opposés par la base. Quand on pense que le tabac a pris la forme du moule dans lequel il se trouve renfermé, on l'entoure d'une ficelle serrée avec beaucoup de soin et destinée à rendre la masse plus compacte.

Dans la confection du scaferlati, ou tabac à fumer, on cherche à éviter surtout toute fermentation, dont l'effet serait de détruire l'arome du tabac. Dans ce but, il est torréfié dans des tuyaux chauffés à la vapeur ou sur des plaques de de tôle presque rouges. Cette fermentation est, au contraire, recherchée et provoquée même quand il s'agit du tabac à priser. Pour atteindre un pareil résultat, les feuilles sont renfermées par masse de 20 à 40,000 kilogrammes dans de grandes cases à plancher et parois en bois de chêne, et soigneusement préservées du contact de l'air. L'effet de cette fermentation, qui dure de dix à quinze semaines, est de dégager une très-grande quantité de carbonate d'ammoniaque et de carbonate de nicotine, et de faire disparaître presque tout l'acide qui existait dans la plante fraîche. Il ne reste plus alors qu'à pulvériser le tabac, soit au moyen de râpes, soit, ce qui est plus souvent employé, à l'aide de moulins propres à cet usage.

Le commerce des tabacs est actuellement confié à 39,000 débitants spéciaux, qui vendent annuellement neuf millions de kilogr. de tabac en poudre, et 17,600,000 kilogr. de tabac à fumer, ce qui fait à peu près 477 grammes absorbés en moyenne par la consommation individuelle, sur laquelle on trouve 190 gram. de tabac à priser, et 287 de tabac à fumer; résultat excessivement curieux si on le compare à ceux publiés avant 1789, dans lesquels le tabac à fumer ne formait que $1/12$ de la consommation totale.

III. Composition chimique. — Lorsqu'on étudie les diverses parties d'une plante de nicotiane tabac, mais particulièrement même les feuilles, on constate facilement qu'il s'en exhale une odeur forte, vireuse et désagréable, qui se modifie plus tard par la fermentation et les préparations diverses que nous venons de décrire, et constitue alors celle du tabac employé dans le commerce. Cette odeur âcre, piquante, *sui generis*, est trop bien connue de tout le monde pour que nous cherchions à la définir davantage. Elle peut être regardée comme une indication des principes actifs et énergiques qui entrent dans la composition chimique de ce végétal, ce que Vauquelin a signalé le premier en 1809. L'analyse de ce savant illustre fut insérée dans les *Annales de chimie*, tom. LXXI, pag. 139 ; elle eut d'abord pour objet le suc des feuilles fraîches du tabac, et donna les résultats suivants :

Un principe âcre et volatil (nicotine) ;
Albumine ;
Matière rouge soluble dans l'alcool et dans l'eau ;
Acide acétique ;
Permalate de chaux ;
Chlorophylle ;
Nitrate de potasse et chlorure de potassium ;
Sel ammoniac ;
Eau.

Les feuilles fraîches analysées par le même chimiste présentèrent en outre des fibres ligneuses, de l'oxalate et du phosphate de chaux, de l'oxide de fer et de la silice. Ces deux dernières substances furent obtenues par incinération.

Le tabac des manufactures a présenté une composition analogue et, de plus, du carbonate d'ammoniaque et de l'hydrochlorate de chaux. Vauquelin pense que ces principes sont dus à la réaction du sel ammoniac et de la chaux qui forment la base de presque toutes les sauces.

Collenbusch a trouvé des tabacs contenant de l'opium ;
il a vu ceux à fumer falsifiés par le sulfate de fer, le bois
de campêche, la noix de galle, dont la fumée produisait le
vomissement et l'enflure de la langue. Il y a plusieurs
autres sophistications du tabac dont quelques-unes paraissent secrètes. Le jaune est préparé avec la gomme-gutte,
le noir avec la graine du *Veratrum sebadilla*, vulgairement
appelée *sevadille*. Il en est d'autres qui contiennent des traces
de métal, particulièrement de plomb, de cuivre et d'anti-
moine, dont les effets ne sont pas moins dangereux [1].

Le tabac à priser dit tabac d'Espagne n'est autre chose
que la poudre de tabac tamisée à laquelle on ajoute une
argile ferrugineuse d'un jaune-pâle et d'une finesse extrême. En 1803, le Collége de médecine de Saint-Pétersbourg reconnut un tabac vert, falsifié avec de la cendre, et
dont la causticité était si grande qu'il produisait la carie de
la cloison des fosses nasales ; l'usage en fut défendu sur le
rapport de cette société savante.

En France, de pareils mélanges ne sont pas à craindre ;
une amende très-élevée punirait le débitant convaincu
d'avoir ajouté à cette substance les matières les plus inof-
fensives, telles que le musc, l'essence de rose, etc.

Le principe volatil et âcre, signalé par Vauquelin, a reçu
le nom de *nicotine* en 1821, à la suite des recherches de
Hermstaedt, qui découvrit dans les feuilles une huile volatile

---

[1] Thèse Paris, Gory, pag. 12.

concrète, appelée depuis *nicotianine*. D'après Nysten, c'est G. Cerioli de Crémone qui a découvert en 1809 la nicotine, et c'est Thompson qui lui a donné son nom [1].

En 1827, Posselt et Reinmann ont analysé les feuilles fraîches du *Nicotiana tabacum ;* en voici le résultat, que nous empruntons aux *Eléments de matière médicale et thérapeutique* de Jonathan Pereira :

| | |
|---|---:|
| Nicotine | 0,06 |
| Huile volatile concrète | 0,01 |
| Principe extractif amer | 2,81 |
| Gomme et malate de chaux | 1,74 |
| Chlorophylle | 9,267 |
| Albumine et gluten | 1,308 |
| Acide malique | 0,51 |
| Ligneux et traces d'amidon | 4,969 |
| Sels. { Sulfate, nitrate et malate de potasse. Chlorure de potassium. Phosphate et malate de chaux. Malate d'ammoniaque. | 0,734 |
| Silice | 0,088 |
| Eau | 88,280 |
| | 100,836 |

A toutes ces substances, M. Barral a ajouté l'acide nicotique qu'il a découvert [2], et qui, d'après lui, se présenterait sous la forme de lamelles micacées solubles dans l'eau, et serait représenté par la formule $C^6H^2O^3 + H^2O$.

---

[1] Thèse de Montpellier, Tarrès, pag. 7.

[2] Compte-rendu de l'Académie, tom. XXI, pag. 1374.

L'analyse du docteur Conwel, pratiquée en 1831, diffère un peu des précédentes. D'après lui le tabac renfermerait :

Gomme ;

Mucilage soluble dans l'eau et l'alcool ;

Acide tannique ;

Acide gallique ;

Chlorophylle ;

Matière verte pulvérulente soluble dans l'eau bouillante ;

Huile jaune ayant l'odeur, le goût et les propriétés toxiques
du tabac ;

Résine d'un jaune pâle en grande quantité ;

Nicotine ;

Une substance analogue à la morphine ;

Une matière colorante, rouge orange ;

Nicotianine.

Les chimistes ne se sont pas seulement occupés de déterminer les principes constituants des feuilles du tabac, ils ont encore étudié les résultats de sa combustion, ses cendres et sa fumée.

La fumée du tabac [1] renferme, d'après Raab, beaucoup de carbonate d'ammoniaque, de l'acétate d'ammoniaque, de la nicotine, une huile empyreumatique, une matière carbonée ( suie ), une vapeur aqueuse et différents gaz. L'analyse plus récente de Zeize indique la composition suivante : une huile empyreumatique particulière, de l'acide biturique, de l'acide carbonique, de l'ammoniaque, de la paraffine, une

---

[1] Pereira ; *loc. cit.*

résine empyreumatique, de l'eau, probablement un peu d'acide acétique, une certaine quantité d'oxyde de carbone et de l'hydrogène carboné. Melsens y a découvert en outre de la nicotine.

Le tabac est la plante qui, d'après M. Barral, renferme peut-être le plus de cendres, et celles-ci se trouvent en proportions variables dans ses diverses parties : 7 pour 100 dans les racines, 10 dans les tiges, 22 dans les nervures des feuilles, 23 dans leur portion membraneuse, et 4 seulement dans les graines [1].

La nicotine, la nicotianine et une huile empyreumatique particulière, tels sont les principes immédiats qui n'existent que dans le tabac, et lui donnent probablement ses propriétés les plus caractéristiques. Nous devons ainsi les étudier d'une manière plus spéciale.

La nicotine ( $C^{20}H^{14}Az^2$ ) Eq. d'eau 162, est un liquide oléagineux, transparent, incolore lorsqu'il est pur, prenant avec le temps une légère teinte jaunâtre, et s'épaississant au contact de l'air dont il absorbe facilement l'oxygène. Sa densité est 1,0027 à 15°. D'une saveur âcre et brûlante, son odeur piquante rappelle bien peu celle du tabac. La nicotine ne se solidifie pas à 14° Farenheit, et entre en ébullition à 250° centigrades en s'altérant légèrement. Les vapeurs qu'elle répand alors sont tellement irritantes et ont une telle odeur de tabac, qu'on respire avec peine dans un

[1] Comptes-rendus de l'Académie, *loc. cit.*

appartement où l'on a fait volatiliser une goutte de cet alcali.
Lorsqu'on approche de cette vapeur une allumette ou une
bougie enflammée, elle brûle avec une flamme blanche fu-
ligineuse et laisse du charbon comme le ferait une huile essen-
tielle [1]. Elle bleuit très-énergiquement la teinture de tour-
nesol rougie par un acide, et brunit le curcuma. Elle dévie
fortement à gauche le plan de polarisation. Soluble dans
l'eau, l'éther, l'alcool et les huiles fines ou volatiles, elle se
distingue ainsi de la plupart des alcalis, qui, lorsqu'ils se
dissolvent bien dans un de ces liquides, ne sont pas facilement solubles dans les autres.

La nicotine est l'un des trois alcaloïdes végétaux naturels,
les deux autres sont la conicine et la théobromine. « Sa
composition correspond à la formule $C^{20}H^{14}Az^2$, qui repré-
sente son équivalent. Quelques chimistes écrivent cette
formule $C^{10}H^7Az$, et leur opinion semble justifiée par quelques-unes de ses réactions, la formation des dérivés éthyli-
que, méthylique, par exemple. Mais Gerhardt fait observer
avec raison que la formule $C^{20}H^{14}Az^2$ est plus probable ;
elle correspond à 4 volumes de vapeur et sature la même
quantité d'acide sulfurique que l'ammoniaque $Az^1H^3$, pour
donner un sel neutre [2]. »

La combinaison des acides avec la nicotine se fait assez
facilement, et s'accompagne de la production de chaleur.
Les sels qui résultent de cette combinaison sont très-déli-

---

[1] Orfila ; Toxicologie, tom. II, pag. 489.
[2] Moitessier ; Essai sur les propriétés des solanées, pag. 98.

quescents : les sulfate, phosphate, oxalate et tartrate, sont cristallisables ; l'acétate ne l'est pas. »

Le chloroplatinate est cristallin et a servi à la détermination de l'équivalent de cet alcaloïde.

Si l'on traite la nicotine à froid par l'acide sulfurique concentré et pur, le mélange prend une coloration rouge de vin très-foncé, qui.brunit sous l'influence de la chaleur, passe au noir, en même temps qu'il se dégage de l'acide sulfureux.

Avec l'acide chlorhydrique, cet alcali donne lieu à la formation de vapeurs blanches, tout en prenant une teinte violacée d'autant plus foncée que la chaleur est plus intense.

Il devient jaune-orange par l'acide azotique, en chauffant un peu le mélange, et même rouge en chauffant davantage.

Dans beaucoup de ces réactions, la solution aqueuse de nicotine se comporte comme l'ammoniaque. Ses caractères essentiels, d'après Devergie, sont de fournir avec le chlorure d'or un précipité jaune-rougeâtre très-soluble dans un excès de nicotine, de précipiter en bleu le chlorure de cobalt, précipité qui passe au vert, et qui est difficilement soluble dans un excès de nicotine, tandis que l'ammoniaque dissout facilement le précipité qu'elle y fait naître.

Elle est précipitée en jaune par l'eau iodée, la coloration jaune passe au jaune paille par la chaleur et se décolore : l'ammoniaque décolore immédiatement l'eau iodée.

L'acide tannique précipite la nicotine et ne précipite pas les sels ammoniacaux.

Le protochlorure de palladium donne avec la nicotine un précipité chocolat, soluble dans un excès de nicotine. Le liquide alcalin est d'une saveur piquante métallique; s'évaporant dans le vide sec, il laisse un sirop incolore qui répand l'odeur de cet alcali. Ce sirop, neutralisé par une goutte d'acide chlorhydrique, fournit un liquide rouge de sang, lequel, additionné de protochlorure de palladium en quantité égale à celle qui avait été d'abord employée, donne du jour au lendemain des prismes aplatis, volumineux, de chlorure double de palladium et de nicotine.

Enfin, le chlorhydrate de nicotine, versé dans le chlorure de platine, fournit au bout de quelques minutes des aiguilles d'un beau jaune solubles dans l'eau[1].

La nicotine est surtout extraite des feuilles de la nicotiane; elle existe aussi, mais en plus petite quantité, dans les diverses parties du végétal. On l'obtient en faisant digérer un extrait aqueux de tabac dans de l'alcool rectifié. La teinture ainsi préparée renferme ainsi tous les sels de nicotine en dissolution; elle surnage à la surface d'une couche noire et presque solide qui renferme du malate de chaux. Après avoir décanté et concentré, en le chauffant, le liquide obtenu, il faut le mélanger avec une solution de potasse, et agiter vivement avec de l'éther en quantité suffisante pour dissoudre la nicotine mise en liberté par la potasse. L'alcaloïde qui est fourni par cette première opération est encore

---

[1] Devergie; Médecine légale, tom. III, pag. 716.

mélangé à quelques sels dont on le débarrasse en traitant la solution éthérée par l'acide oxalique. Il y a formation d'un oxalate de nicotine insoluble qui se précipite sous forme de couche sirupeuse; cet oxalate est traité par la potasse et agité avec de l'éther qui dissout de nouveau la nicotine.

L'éther nicotiné est soumis à la distillation successivement dans un bain d'eau salée, dans un courant d'hydrogène parfaitement sec, et enfin dans un bain d'huile, afin de volatiliser l'éther et de débarrasser la nicotine de l'eau, de l'ammoniaque mélangée avec elle. Ce procédé, indiqué par M. Schlœssing, directeur des travaux chimiques de la manufacture de Paris, est le plus avantageux et le plus généralement employé pour obtenir la nicotine. Dans ses *Éléments de matière médicale*, que nous avons eu occasion de citer précédemment, Pereira indique un autre moyen qui consiste à faire passer la vapeur du tabac dans de l'eau acidulée avec de l'acide sulfurique : on favorise ainsi la formation de sulfate de nicotine, décomposable par la potasse ou la soude; la nicotine est ensuite séparée par la distillation.

La proportion de nicotine varie notablement d'une espèce à l'autre, et M. Schlœssing, qui s'est occupé spécialement de l'étude de ces différences, a obtenu les résultats suivants :

Sur 100 parties de tabac, il a trouvé :

| | | |
|---|---|---|
| Virginie.............. | 6,87 de nicotine. |
| Kentucky............. | 6,09 | — |
| Maryland............. | 2,29 | — |
| Havane.............. | 2,00 | |

| | | |
|---|---|---|
| Lot.................... | 7,96 | de nicotine. |
| Lot-et-Garonne.......... | 7,34 | — |
| Nord................... | 6,58 | — |
| Ille-et-Vilaine........... | 6,29 | — |
| Pas-de-Calais........... | 4,94 | — |
| Alsace................ | 3,21 | — |
| Tabac en poudre........ | 2,04 | — |

La nicotianine, ou huile volatile concrète du tabac , a été découverte par Hermstaedt, qui l'obtint en distillant des feuilles de tabac avec de l'eau. Trois kilogrammes de feuilles donnent ordinairement de 0,50 à 0,60 centigrammes d'huile , facile à recueillir puisqu'elle nage à la surface du liquide obtenu par distillation. Volatile , insoluble dans l'eau et les acides faibles, la nicotianine se dissout très-bien dans l'éther et la potasse caustique ; elle jouit d'une amertume très-grande et d'une odeur de tabac excessivement prononcée. Hermstaedt, après en avoir avalé cinq centigrammes , a éprouvé des vertiges , des nausées et des envies de vomir. Landerer prétend que cette substance n'existe pas dans les feuilles fraîches : elle semblerait se développer sous l'influence des préparations diverses que subissent les tabacs manufacturés.

L'huile empyreumatique de tabac est d'abord incolore ; mais lorsqu'elle vieillit , si surtout elle est exposée au contact de l'air , elle jaunit et devient brune. Sa pesanteur spécifique est 0,870. L'alcool et l'éther la dissolvent très-facilement ; elle est au contraire tout à fait insoluble dans

4

l'eau. Sa composition est $C^{11} H^{11} O^2$. Le docteur Morries
dit que lorsqu'elle n'est pas à l'état de pureté parfaite, elle
est un peu moins compacte que l'huile empyreumatique de
digitale, dont on peut la distinguer par le goût et l'odorat[1].

[1] **Pereira**; *loc. cit.*

# CHAPITRE II

### Action du tabac sur l'économie animale.

« Si nous sommes étonnés d'une chose, disent MM. Trousseau et Pidoux, dans leur *Traité de thérapeutique*, c'est que les toxicologistes rangent le tabac et les autres Solanées vireuses parmi les narcotico-âcres ; tandis que d'abord elles n'ont aucune âcreté, en ce sens qu'elles ne déterminent aucune inflammation locale par le fait de leur application sur une partie, et, qu'en second lieu, elles produisent en général plutôt l'excitation de l'insomnie que le sommeil [1]. » Une pareille assertion nous paraît tout au moins hasardée, spécialement en ce qui concerne le tabac et surtout le tabac manufacturé. Nous avons fait souvent l'expérience suivante, soit sur nous, soit sur les autres, et nous avons toujours obtenu des résultats qui démontrent, à notre avis, l'âcreté du tabac : elle consiste à mettre pendant un temps très-court une pincée de tabac en poudre en contact avec une surface muqueuse, la langue par exemple ; il s'y manifeste presque immédiatement une sensation de cuisson plus ou moins vive, qui, lorsque le tabac est appliqué sur la

---

[1] Trousseau et Pidoux.

conjonctive , est une douleur insupportable , bientôt suivie de rougeur , de larmoiement , de tous les signes enfin d'une inflammation oculaire.

Les vertiges , les étourdissements , l'engourdissement du fumeur novice , sont-ils autre chose que des effets narcotiques ? Et quand surviennent les nausées et les vomissements, ne peut-on pas les attribuer à une irritation gastrique déterminée par la fumée de la première pipe ?

Nous croyons donc, contrairement à l'opinion des auteurs que nous venons de citer , que la nicotiane doit être maintenue dans la classe des substances narcotico-âcres, et nous allons le démontrer plus amplement encore , en étudiant d'une manière toute spéciale son action sur les animaux , puis sur l'homme à l'état de santé.

ACTION DU TABAC SUR LES ANIMAUX. — D'après Orfila , les feuilles de tabac entières ou réduites en poudre , telles qu'on les emploie journellement dans le commerce , sont douées de propriétés vénéneuses énergiques qui dépendent , en grande partie du moins , de la nicotine. 2° Leur partie active semble résider dans la portion soluble dans l'eau qui contient de l'acétate de nicotine , lequel est absorbé et porté dans le torrent de la circulation. 3° Leurs effets délétères paraissent dépendre d'une action spéciale sur le système nerveux , et elles déterminent presque constamment un tremblement général que l'on observe rarement lorsque l'on emploie d'autres poisons. 4° Leur action est beaucoup plus

énergique quand on injecte la portion soluble dans le rectum , que lorsqu'on l'applique sur le tissu cellulaire , et à
plus forte raison que lorsqu'on l'introduit dans l'estomac.
5° Indépendamment des phénomènes ci-dessus indiqués ,
elles exercent une action locale capable de produire une inflammation plus ou moins intense [1].

Ces conclusions nous paraissent résumer assez bien l'action de la nicotiane; et dans les nombreuses expériences que
nous avons faites , dont quelques-unes n'ont été souvent que
la répétition de celles déjà citées par Orfila , nous avons
presque toujours obtenu des résultats confirmatifs.

Le 3 novembre , à midi , nous avons incisé largement la
peau de la partie interne de la cuisse d'un chien, dans une
étendue de 3 ou 4 centimètres ; la plaie a été recouverte
d'une pâte faite avec 4 grammes de tabac à priser et 2 gram.
d'eau froide. L'animal a paru éprouver une vive douleur ;
il s'est agité et a poussé quelques cris. Au bout de huit
minutes il est survenu des vomissements et quelques mouvements convulsifs dans les membres postérieurs. Dix minutes plus tard, l'animal, dont la marche était mal assurée ,
s'est affaissé sur lui-même ; les pupilles étaient dilatées,
et des secousses assez violentes agitaient tout le corps. A
deux heures la mort est survenue , et l'autopsie nous a permis de constater une congestion très-considérable des poumons ; le cœur était flasque , et ses cavités droites étaient
remplies de sang noir.

[1] Orfila; Toxicologie, tom. II, pag. 522.

Sur le dos d'une grenouille verte ( *Rana arborea* Linn.) , nous avons appliqué une forte pincée de tabac en poudre , et cinq minutes après un tremblement général s'est déclaré; les quatre pattes se sont raidies, et la locomotion est devenue complètement impossible. L'animal est mort au bout d'un quart d'heure dans des convulsions très-énergiques.

Désirant connaître si la partie active du tabac râpé réside dans la portion soluble dans l'eau ou dans celle qui y est insoluble, Orfila a pris 16 grammes de cette poudre, qu'il a traitée à huit reprises par une grande quantité d'eau bouillante, afin de l'épuiser complètement. Il l'a ensuite appliquée sur le tissu cellulaire de la partie interne de la cuisse d'un chien. Quarante-huit heures après, l'animal n'avait éprouvé aucun symptôme remarquable ; il est mort à la fin du troisième jour ; on ne lui avait point donné d'aliments et il était faible [1].

Après avoir pratiqué l'expérience et avoir obtenu des résultats analogues, c'est-à-dire aucun effet toxique, nous avons voulu faire la contre-épreuve , et nous assurer que le poison était bien en effet contenu dans le véhicule qui le dissolvait. Nous avons pour cela fait bouillir 20 grammes de tabac en poudre dans une certaine quantité d'eau , et introduit 5 grammes de ce liquide sous la peau d'un lapin ; une heure et demie après, l'animal mourait en nous présentant tous les symptômes de l'empoisonnement par le tabac.

[1] Orfila ; *loc. cit.*, pag. 518.

M. Brodie a injecté dans l'intestin rectum de plusieurs chiens et d'un chat, depuis 32 grammes jusqu'à 130 gram. d'une forte infusion de tabac : en moins de dix minutes la mort a eu lieu sans convulsions, et, chose remarquable, les battements du cœur avaient cessé une minute avant. La nécropsie permit de constater que le cœur était très-distendu et ne se contractait plus.

Cette expérience, et quelques autres absolument semblables, avaient fait croire à M. Brodie que l'infusion de tabac injectée dans le rectum agissait tout d'abord sur le cœur. Ayant remarqué depuis que, dans certains cas, les muscles des membres inférieurs avaient été agités de contractions très-énergiques, malgré la compression et la ligature de l'aorte abdominale, il est revenu de son opinion et a admis que l'infusion de tabac agit sur le cœur au moyen du système nerveux.

Le même auteur a également expérimenté l'huile empyreumatique de nicotiane, obtenue par la distillation des feuilles, à la température de 80° Réaumur, et en la séparant de l'eau sur laquelle elle se trouve après l'opération. Une goutte de cette huile a été appliquée sur la langue d'un jeune chat. Sur-le-champ, tous les membres éprouvèrent des convulsions violentes, et la respiration fut accélérée. Cinq minutes après, l'animal devint insensible, se coucha sur le côté et offrit de temps en temps de légers mouvements convulsifs. Un quart d'heure après, il paraissait rétabli. On recommença l'expérience, et l'animal mourut au bout de deux minutes. On ouvrit sur-le-champ le thorax : le cœur se contractait régulièrement et avec force ; le sang était d'une couleur foncée. On introduisit un tube dans la trachée artère, afin d'insuffler de l'air dans les poumons ; les contractions du cœur furent plus fortes et plus fréquentes, et ne diminuèrent point pendant six minutes que l'insufflation fut continuée ; la langue et le cerveau n'offraient aucune altération [1].

M. Macartney a communiqué à Orfila le résultat de quelques expériences qui semblent prouver que l'huile empyreumatique de tabac n'exerce pas son influence directement sur le cerveau, ni sur le tissu des nerfs, mais qu'elle agit sur l'ensemble du système nerveux d'une manière jusqu'à présent inexplicable. Nous avons cherché à vérifier le fait, et nous avons acquis la conviction que cette substance appliquée sur le cerveau, ne déterminait aucun symptôme d'empoisonnement, lorsque les méninges étaient préservées de tout contact avec elle ; dans le cas contraire, la mort est survenue très-rapidement, accompagnée des vomissements et des convulsions ordinaires.

Introduit dans l'estomac, le tabac nous a paru agir avec moins d'énergie, et ses effets toxiques se sont toujours fait plus longtemps attendre. Deux fois même, n'ayant pas eu la précaution de lier l'œsophage, nous avons vu l'animal se débarrasser du poison par le vomissement, sans éprouver

---

[1] Orfila; *loc. cit.*, pag. 523.

d'autres symptômes que quelques vertiges très-légers. Chez un lapin vigoureux, la mort n'est survenue que sept heures après l'ingestion du tabac, quoique nous l'eussions administré à la dose de 30 grammes, dose énorme si l'on considère surtout que 4 grammes appliqués sous la peau d'un chien, ont déterminé des convulsions au bout de huit minutes, et la mort en deux heures.

La décoction de 30 grammes de feuilles de tabac dans 180 grammes d'eau, réduite à moitié et introduite dans l'estomac d'un chien auquel on lie l'œsophage, a fait périr l'animal en trois heures. Une simple infusion faite dans les mêmes proportions et injectée dans le rectum, a produit ce résultat, une fois en un quart d'heure, et une deuxième fois en huit minutes.

Il est évident, comme nous le disions plus haut, et ceci ressort clairement des faits que nous venons de citer, qu'à haute dose le tabac est un poison dont l'action porte spécialement sur le système nerveux, que ses effets toxiques sont variables, et que leur intensité diminue suivant qu'on l'injecte dans le rectum, dans le tissu cellulaire sous-cutané, ou qu'on l'introduit dans l'estomac. Le tabac, enfin, doit ses propriétés à sa partie soluble, qui, concentrée pour ainsi dire dans l'huile empyreumatique obtenue par la distillation des feuilles, nous rend compte de la rapidité avec laquelle la mort survient chez les animaux soumis à son action.

ACTION DU TABAC SUR L'HOMME SAIN. — Dans l'étude

que nous allons faire de l'action du tabac sur l'homme sain, il importe de distinguer avec soin les effets que produit cette substance chez ceux qui en font usage depuis longtemps, des phénomènes qu'elle détermine au sein de l'économie non encore habituée et subissant son influence pour la première fois. Ici l'impression vitale est très-évidente et se traduit à l'observateur par des symptômes tout à fait caractéristiques, se rapprochant plus ou moins de ceux que nous venons de décrire dans le paragraphe qui précède. Existe-t-il au contraire une habitude invétérée, le tabac agit encore, mais lentement, sourdement, et son action, quoique réelle, ne se manifeste plus qu'à une époque assez éloignée, et de telle manière que la relation entre la cause et l'effet, moins sensible, est souvent méconnue.

Il s'établit alors pour le tabac la même tolérance que pour d'autres toxiques, dont l'emploi à petite dose n'occasionne aucun trouble bien appréciable, mais qui finissent par amener des résultats fâcheux si leur usage est trop longtemps continué, si, se fiant à l'innocuité apparente de l'organisme à l'égard du poison, on dépasse certaines limites, malheureusement très-difficiles à poser d'avance.

L'opium, qui, à petite quantité et à de longs intervalles, est d'une innocuité incontestable, augmentez-en la dose, rendez son emploi plus fréquent, et vous verrez survenir une altération des centres nerveux qui se traduira par l'abrutissement intellectuel et moral où sont plongés certains peuples de l'Orient. Les alcooliques, les liqueurs fortes et particulièrement l'absinthe, déterminent chez ceux qui n'en ont pas l'habitude une ivresse passagère qui, une fois dissipée, ne laisse aucune trace après elle. Le buveur, livré tout entier à sa passion crapuleuse, ne s'enivre plus ; mais, réfractaire en apparence à l'excitation alcoolique, il n'en subit pas moins l'influence fâcheuse, et plus tard se développent des phénomènes nerveux, le *delirium tremens*, et, comme conséquence ultime, la paralysie générale.

Si l'on ne peut admettre une identité d'action entre le tabac et ces diverses substances, on est du moins obligé de reconnaître certaine analogie, que nous allons tâcher de rendre évidente en entrant dans quelques détails.

Lorsqu'on introduit pour la première fois du tabac en poudre dans les fosses nasales, la membrane muqueuse si délicate qui tapisse ces cavités éprouve une irritation assez vive qui se manifeste par une sensation de chatouillement, allant quelquefois jusqu'à la douleur et déterminant par sympathie un mouvement convulsif des puissances expiratoires, qui constitue l'éternuement. La sécrétion nasale est en même temps augmentée ; de proche en proche l'irritation se transmet jusqu'à la conjonctive oculaire, et les larmes coulent souvent en abondance. Bientôt, sous l'influence de l'habitude, la sensibilité de la membrane pituitaire s'émousse, et, pour se procurer cette titillation particulière, qui pour lui a tant de charmes, le priseur est obligé non-seulement de recourir à chaque instant à l'usage du tabac ; il en est même qui ajoutent à cette substance des drogues destinées à lui donner plus d'âcreté. « D'autres le mettent au karabé pour l'imbiber tout d'un coup d'une odeur ammoniacale, capable d'affecter l'organe usé de l'odorat [1]. »

Rarement, en effet, l'odorat se conserve avec toute sa perfection chez les priseurs passionnés, et la diminution des propriétés olfactives tient évidemment à deux causes : la première, nous l'avons déjà signalée, c'est la surexcitation des papilles nerveuses de la membrane de Schneider, qui ne sont bientôt plus ébranlées par les impressions ordinaires; la seconde est due à la sécheresse d'une muqueuse subissant continuellement une sub-inflammation, et dont la sécrétion, d'abord troublée, se supprime tôt ou tard.

La sensation produite par le tabac en poudre est pour ainsi dire toute locale; il n'en est pas de même de l'aspiration de sa fumée, qui porte son action sur l'ensemble de l'économie et donne naissance à un malaise général, comparé par certains fumeurs novices à ce que l'on éprouve dans le mal de mer. C'est d'abord une impression de sécheresse qui se répand sur la langue et sur toute la surface de la cavité buccale, sous l'influence de laquelle les fonctions des glandes salivaires sont excitées. Très-souvent il existe une constriction particulière au niveau de l'arrière-bouche, le long de l'œsophage, et au creux épigastrique. Nous connaissons un jeune homme qui n'a jamais pu fumer une pipe sans éprouver les divers symptômes que nous venons d'in-

[1] Encyclopédie; *loc. cit.*, pag. 785.

diquer, et de plus un hoquet très-fatigant, bientôt suivi
de nausées et de vomissements. La fumée du tabac agit
surtout sur le système nerveux, et occasionne ainsi des vertiges, des tournoiements de tête, des crampes et parfois
même un assoupissement pénible, laissant après lui une céphalalgie gravative et une soif assez intense. Guillaume de
Méra rend ainsi compte de ses impressions, dans une lettre
adressée à Neander et consignée dans l'ouvrage de ce dernier. « Estudiant en médecine à Leyden, je voyais prendre
cette fumée aux Anglais et Français estudiants. Les voulant
imiter, à fin d'esprouver la faculté de ceste herbe, elle me
donna une grande esmotion de ventre et d'estomach, accom-
pagné d'un enyvrement et vertige si grands, que je fus
contraint de m'appuyer pour me retenir, ce qui ne fut de
longue durée [1]. »

Ici encore l'habitude fait disparaître ces sensations désa·
gréables, et transforme en un besoin irrésistible, source de
jouissances bien vives, si l'on en croit le fumeur, ce qui tout
d'abord n'avait occasionné que dégoût et répulsion.

Du tableau que nous venons de tracer il ne reste plus
qu'une chose, c'est la sécrétion très-abondante de la salive,
et la sécheresse de la bouche qui va souvent jusqu'à la des-
quammation de la face supérieure de la langue.

Dans la mâchication, le tabac est directement en contact
avec la membrane qui tapisse les joues, avec les orifices

---

[1] Neander; *loc. cit.*, pag. 277.

des canaux excréteurs des glandes salivaires; aussi déter-
mine-t-il sur l'une un sentiment d'amertume, d'âcreté d'a-
bord fort désagréable, et sur les autres une irritation inces-
sante qui, transmise jusques aux glandes, amène un écou-
lement de salive plus abondant encore qu'avec la pipe. C'est
là un fait d'autant plus important à noter, que la salive
produite par la mâchication du tabac est imprégnée des sucs
de la plante et doit être par conséquent rejetée, sous peine
de voir survenir des désordres plus ou moins graves. Il
résulte de cette expuition fréquente un affaiblissement qui,
dans certains cas et chez des sujets un peu frêles, peut
amener l'amaigrissement, le marasme et la consomption.

Les personnes qui font usage du tabac ont souvent adopté
cette habitude pour se conformer à la mode et imiter ceux
qui les entourent. Ils ont continué plus tard, soit par dés-
œuvrement, soit dans le but de se procurer une sensation
très-facile à renouveler, et devenue un besoin aussi impérieux
que la faim ou la soif. Bon nombre prétextent une maladie,
une infirmité guérie ou notablement amendée, sous l'influence
de la poudre de tabac employée comme sternutatoire, ou de
sa fumée agissant à titre de calmant. A les entendre, le
tabac n'est pour eux qu'un remède, et d'une vertu héroïque;
il calme le cerveau surexcité par des travaux intellectuels
prolongés; en agissant sur le système nerveux, il dissipe
les névralgies les plus intenses, apaise les douleurs et les
rend supportables. Il n'est pas enfin jusqu'à la faim et la
soif qu'il ne puisse calmer, et il devient ainsi d'une utilité

incontestable pour le marin, le soldat et le voyageur. Sans nous arrêter davantage sur une question qui doit faire le sujet du chapitre suivant, nous ferons remarquer en passant qu'il existe des médicaments qui n'ont pas, comme le tabac, une saveur désagréable, une odeur pénétrante, une âcreté particulière, et qui cependant jouissent des mêmes propriétés qui lui sont attribuées. En supposant même que son emploi eût rendu les bons services qu'on lui prête, un peu gratuitement peut-être, est-ce une raison pour faire un usage incessant d'un agent thérapeutique devenu inutile par la guérison du mal ? Il est évident qu'il y a là autre chose, et qu'attribuer l'habitude du tabac à la nécesssité d'un agent curateur d'une efficacité reconnue, serait une étrange illusion.

Nous venons de nous occuper des effets du tabac employé sous les formes les plus usuelles ; examinons maintenant son influence sur les ouvriers qui lui font subir les diverses préparations qui le rendent propre à être livré au commerce. La question est ici fort controversée, et de part et d'autre on trouve des autorités dont le nom fait loi en ces sortes de matières. Tandis que Ramazzini et Pointe attribuent un grand nombre de maladies aux travaux des manufactures de tabacs, Parent-Duchâtelet et Darcet, au contraire, proclament bien haut leur innocuité, et vont même jusqu'à douer le tabac d'une espèce de puissance préventive qui donnerait aux ouvriers qui le préparent une immunité morbide pour certaines affections. Une semblable dissidence sur un sujet aussi important, et qui se rattache aux problèmes les plus élevés de l'hygiène publique, mérite de fixer notre attention d'une manière toute spéciale.

D'après Ramazzini, « le tabac arrive dans les manufactures en paquets, que les ouvriers déploient, secouent et broient par le moyen d'une meule mue par des chevaux à qui on bouche les yeux et qu'on fait tourner en rond. Pendant l'action de la meule, ces ouvriers agitent le tabac en différents sens. Lorsqu'ils ne sont pas faits à ce travail, ils y gagnent des douleurs de tête violentes, des vertiges, des nausées, des éternuements continuels. Il s'élève, en effet, dans cette opération, une si grande quantité de parties subtiles, surtout en été, que tous les voisins en sont incommodés et se plaignent d'envie de vomir. Les chevaux qui font tourner la meule témoignent de l'âcreté nuisible de cette poussière qui voltige, en agitant fréquemment la tête, en tournant et en soufflant par les naseaux. J'ai vu une jeune fille juive, occupée tous les jours à déployer ces paquets de tabac, avoir une violente envie de vomir, aller fréquemment à la selle, et rendre beaucoup de sang par les vaisseaux hémorrhoïdaux pour s'être reposée sur ces paquets [1].»

Fourcroy, qui a annoté l'ouvrage de Ramazzini, rapporte que la petite fille d'un marchand de tabac mourut dans des convulsions affreuses, parce qu'elle coucha dans un endroit où on en avait râpé une grande quantité.

[1] Ramazzini; Maladies des artisans, pag. 68.

Nous avons trouvé dans les *Annales d'hygiène publique*, l'extrait d'un rapport ayant pour objet l'emploi d'un four- neau fumivore de M. Darcet, destiné à brûler les côtes de tabac, et dans lequel il est fait mention des nombreux in- convénients attachés à cette manœuvre. Lorsque la combus- tion de ces côtes s'opère en tas ou dans des fours ordinaires, une fumée épaisse et d'une âcreté insupportable se répand au loin, et présente, pour tous les lieux où elle est portée par les vents, des inconvénients qu'il est aisé de se repré- senter. C'est au point que la Régie, qui faisait brûler les côtes en tas volumineux de plusieurs milliers de quintaux, soit près du Champ-de-Mars, soit dans la plaine de Gre- nelle, soit à Montmartre, fut obligée, en 1848, par suite des plaintes de tous les habitants des lieux voisins du brûlement, de pratiquer cette opération dans des fours, chez M. Barré, à Vaugirard, et chez M. Payen, à Javelle. Les plaintes ayant continué encore, sur l'avis du Comité de salubrité publique, M. Barré dut cesser entièrement.

Cadet Gassicourt, cité par Parent-Duchâtelet, prétend que les ouvriers employés dans les manufactures sont sujets aux vomissements, aux coliques, aux affections aiguës et chroniques de la poitrine; qu'ils ont souvent des vertiges, des flux de sang, etc.

Nous pourrions, enfin, multiplier nos citations, et ajouter à ce que nous venons de dire les opinions de Tourtel, de M. Patissier, de Merat, et de bon nombre d'autres qui sont unanimes pour attribuer au tabac une fâcheuse influence sur la santé de ceux qui le préparent.

5

En regard de ces témoignages accusateurs du tabac, nous trouvons le mémoire de Parent-Duchâtelet et Darcet, dont les conclusions, entièrement opposées à celles qui précèdent, ont été insérées dans les *Annales d'hygiène publique.* Au dire de ces deux auteurs, les ouvriers n'éprouvent que rarement une altération dans leur santé lorsqu'ils débutent dans les manufactures de tabac, et n'ont pas de peine à s'accoutumer à ses émanations, qui sont sans influence, même au bout d'un temps trés-éloigné. Il est vrai, disent-ils, que ces hommes sont maigres; mais ils sont loin d'être jaunes et décolorés, comme on l'a prétendu. Tous pris en masse, hommes, femmes et enfants, annoncent la santé; il en est même qui portent sur leur figure le plus brillant incarnat. Le défaut d'embonpoint chez les hommes ne doit pas être attribué au tabac, mais à l'exercice violent qu'ils se donnent continuellement; ce défaut même contribue à faire saillir davantage chez eux la force et le développement de leur système musculaire [1].

Malgré l'autorité de Parent-Duchâtelet, nous ne saurions adopter ces conclusions, qui nous paraissent infirmées par ce qu'il nous a été permis de voir, et par les recherches récentes de MM. Hurteaux et Mélier, qui ont signalé comme propres aux ouvriers des manufactures une variété d'anémie et une ophthalmie spéciale, dont nous avons observé un cas à l'hôpital Saint-Éloi sur un ouvrier de la manufacture d'Alger.

[1] Annales d'hygiène publique, pag. 198.

Le tabac exerce donc une action délétère, et ceux que leur profession soumet à ses influences fâcheuses doivent s'entourer de certaines précautions qui, si elles ne suffisent pas pour les en préserver entièrement, peuvent les y rendre moins accessibles.

Comme c'est principalement pendant l'époulardage que se dégage une poussière très-ténue, formée en partie de débris de feuilles et d'autres substances irritantes, les ouvriers feront bien de se couvrir la bouche et les mains avec une étoffe de gaze ; ils respireront souvent l'air extérieur, et se laveront le visage avec de l'eau fraîche et la bouche avec de l'eau et du vinaigre. Ils pourront se garantir des effets du tabac sur l'économie tout entière avec le petit-lait, les émulsions des semences froides, la tisane d'orge, le riz cuit dans le lait. Les douleurs de tête et les nausées dont ils se plaignent sont dues aux lieux clos et humides où ils travaillent, surtout pour broyer le tabac sous la meule. Dans ces cas, dit Ramazzini, je leur ai administré avec succès les vomitifs, pour leur faire rendre par la voie la plus courte la poussière qu'ils ont avalée, et qui, de sa nature, provoque le vomissement.

Dès que l'anémie se prononce, ou si l'ophthalmie se développe, la première chose à faire, c'est de fuir la cause qui les a provoquées, et alors seulement on peut espérer que les toniques et le fer dans un cas, les antiphlogistiques ou les applications locales astringentes dans l'autre, agiront avec efficacité.

Les maladies que le tabac amène chez les ouvriers qui le préparent, ne sont évidemment que le résultat d'un empoisonnement s'opérant avec lenteur et dû sans doute aux principes actifs que renferme cette substance. Entourés d'une atmosphère viciée par des émanations toxiques, ils en subissent les effets d'autant plus marqués, que les manœuvres auxquelles ils se livrent les y exposent davantage ; et, sous ce rapport, nous venons de voir que les phénomènes morbides avaient été signalés surtout chez ceux qui aspirent le tabac en nature.

Ce que nous avons dit se passer chez les individus qui prisent ou fument pour la première fois, se rapproche singulièrement de ces divers symptômes. Il s'agit maintenant, pour remplir le cadre que nous nous sommes tracé, d'examiner l'autre côté de la question et de voir si, comme nous l'avons déjà fait pressentir, le tabac exerce une action pathologique sur ceux qui y paraissent le plus habitués.

On a remarqué depuis bien longtemps que la poudre de nicotiane introduite dans le nez déterminait parfois la production d'un fluide séreux ou séro-purulent doué d'une âcreté particulière qui amenait des rougeurs ou des excoriations au pourtour des narines. Nous avons connu un homme d'un certain âge, priseur endurci, dont le nez était le siége d'une éruption eczémateuse chronique, bornée à l'entrée des narines, et qui ne put guérir qu'en renonçant à son ancienne habitude.

L'action du tabac ne se limite pas toujours ainsi. Le

plus ordinairement la muqueuse, enflammée par le contact incessant de la poudre irritante, se gonfle et rougit ; le tissu cellulaire voisin, la peau elle·même, subissent son influence, et le lobule du nez se tuméfie, prend une teinte livide ; inconvénients, dit Merat, qui sont surtout marqués pour les femmes, qu'ils enlaidissent en grossissant leurs traits.

A la longue, et s'il existe une prédisposition que nous ne pouvons pas connaître à l'avance, l'inflammation de la muqueuse peut revêtir un mauvais caractère, et l'on voit survenir alors des productions polypeuses et souvent même cancéreuses à la surface interne des fosses nasales et de l'arrière-bouche. Le docteur Hill, cité par Fourcroy[1], a vu mourir de faim une personne qui ne pouvait avaler aucune nourriture. On lui trouva un polype qui lui bouchait l'œsophage et dont la production était due à la grande quantité de tabac qu'elle prenait.

M. le professeur Bouisson a observé le cancer du nez chez les priseurs, les irritations chroniques et les végétations épithéliales de l'entrée des narines ou de la lèvre supérieure, enfin l'ozène, que les priseurs croient détruire par le tabac, tandis que celui-ci provoque ou entretient l'ulcère fétide qui constitue cette maladie. Certains cancers du pharynx ou de la face postérieure du voile du palais ne reconnaissent pas d'autre cause que le contact du mucus nasal devenu le véhicule habituel du suc de tabac, et distillant

---

[1] Ramazzini ; *loc. cit.*, pag. 70.

dans l'arrière-bouche, par l'effet du décubitus dorsal ou par l'entraînement de la colonne d'air pendant l'inspiration. Nous avons recueilli deux exemples de cancer pharyngien où cette cause locale avait évidemment joué le principal rôle, et dernièrement un de nos confrères de Lyon nous communiquait un exemple de cancer staphylin, où la lésion était imputée au contact habituel du tabac, reniflé avec assez de force pour être attiré dans l'arrière-bouche [1].

On trouve dans les auteurs des cas de tumeurs lacrymales dues à l'oblitération du canal nasal, produite par le tabac à priser, soit que celui-ci agisse comme corps étranger, soit, ce qui est plus probable, qu'il ait amené l'inflammation de la muqueuse qui tapisse ce canal.

Fages rapporte dans son *Traité d'opérations* qu'un Anglais, qui avait depuis longtemps l'habitude du tabac, souffrait d'une céphalalgie insupportable qu'aucun traitement n'avait pu faire cesser. Il s'adressa par hasard à un chirurgien français qui se trouvait sur le même bâtiment que lui. Celui-ci employa d'autres moyens qui ne réussirent pas mieux; puis s'étant aperçu que la douleur était fixe et correspondait au sinus frontal, il proposa le trépan. Le malade y consentit, et le chirurgien retira du sinus deux concrétions de la grosseur d'une fève : la céphalalgie disparut.

En dehors de cette action locale, le tabac exerce une influence très-marquée sur la constitution générale des indi-

---

[1] *Montpellier médical*, tom. II, pag. 552.

vidus qui s'y adonnent avec passion. Les personnes nerveuses doivent surtout se tenir en garde contre cette habitude. Lorry, dans son Traité *de Melancholia*, pense que si
les maladies nerveuses sont si communes de notre temps,
le tabac en est une des causes principales. Il a connu une
femme d'une santé vigoureuse qui avait des accès d'hystérie
quand elle faisait abus de cette poudre, et Morgagni semble
attribuer une apoplexie mortelle à l'usage excessif du tabac.

Des résultats analogues s'observent chez les fumeurs, et
d'une manière plus fréquente encore, ce qui tient sans doute
à ce que la fumée est absorbée en partie par les organes
respiratoires, tandis que le tabac à priser, expulsé par
l'éternuement ou l'action de se moucher, n'a qu'un contact
passager avec la muqueuse nasale.

L'usage immodéré de la pipe produit chez certaines personnes un hébêtement continuel, une sorte de demi-état apo-
plectique ; quelques-unes maigrissent épuisées par la sura-
bondance de l'expuition salivaire[1]. Richard Morton dit que la
fumée de tabac rend les poumons flasques, dessèche les
viscères et produit un véritable marasme. Tissot assure qu'il
n'a connu aucun fumeur passionné parvenir à la vieillesse [2].
Sans être aussi affirmatif que ce dernier praticien, on ne
peut nier cependant, en parcourant les auteurs qui se sont
occupés de ce sujet, que les fumeurs sont exposés à un

---

[1] Merat et Delens, tom. IV, pag. 608.
[2] *Epistola practica*, pag. 337.

grand nombre de maladies dont l'influence est bien propre à abréger leur existence.

Percy, qui avait pu faire ses observations sur une grande échelle, attribue à l'habitude de fumer, la perte de l'appétit, l'hydropisie, l'anasarque, le cancer de la lèvre inférieure et de l'estomac.

Dans un mémoire, M. le professeur Bouisson a démontré d'une manière très-évidente que le cancer épithélial de la lèvre inférieure était beaucoup plus commun depuis que l'usage de la pipe s'était répandu davantage. Il a trouvé la cause dans l'irritation que provoque la chaleur développée par le tube de la pipe, et surtout de la pipe à tube court, que l'énergie du langage populaire a qualifiée du nom de *brûle-gueule*. Mais, ajoute le savant professeur de Montpellier, le tabac lui-même ne saurait être exonéré d'une influence irritante, et il suffit seul à produire le cancer buccal. Celui-ci n'affecte pas, en effet, d'une manière exclusive la lèvre inférieure; il peut se développer, quoique moins fréquemment, dans d'autres points du contour de l'ouverture buccale, et il ne respecte ni la cavité de ce nom, ni les organes qu'elle contient. La langue, les joues, les gencives, le voile du palais, les amygdales, sont des organes sujets au cancer épithélial chez les fumeurs, et la fréquence de cette affection, en tant qu'elle envahit la langue et les joues, est beaucoup plus commune qu'on ne le croit généralement [1].

---

[1] *Montpellier médical*, loc. cit., pag. 550.

D'après M. Laycock, le crachement de sang est un état morbide dont on peut suivre avec netteté le développement, sous l'influence de l'habitude dont nous parlons. Le malade éprouve un léger chatouillement vers la partie inférieure du pharynx ou de la trachée, et il crache plutôt qu'il n'expectore des grumeaux de sang noir. Ce symptôme doit être signalé d'une manière spéciale, parce qu'il cause beaucoup d'inquiétudes et qu'on peut facilement le confondre avec l'expectoration de sang, ou véritable hémoptysie.

La pâleur livide du teint, l'irrésolution de caractère, le manque absolu d'énergie se montrent aussi parfois chez quelques fumeurs acharnés, qui ne sont heureux que lorsqu'ils fument, pourvu toutefois qu'ils ne soient pas adonnés à la boisson [1].

Quant à la mâchication, moins répandue que l'action de priser ou de fumer, elle mérite les mêmes reproches; et si les accusations portées contre elle sont peu nombreuses, cela tient seulement aux limites restreintes que les bienséances et un reste de pudeur ont imposées à son usage.

Ainsi, M. Barbier a vu un chiqueur qui, ayant avalé sa chique, en fut très-malade pendant trois jours. On a remarqué que les dents, toujours imbibées du suc âcre du tabac, noircissaient très-promptement. Les gencives se ramollissent, deviennent fongueuses, ulcérées, et le cancer buccal les envahit de préférence.

---

[1] Annales d'hygiène, tom. XXXVIII.

Jusqu'ici nous nous sommes occupé des modifications apportées à l'économie humaine par le tabac donné à petite dose ou dans des conditions propres à atténuer l'intensité de ses effets ; aussi n'avons-nous eu que très-rarement à enregistrer des résultats immédiatement funestes, semblables à ceux que nous avait fournis l'expérimentation sur les animaux. On aurait grand tort d'en conclure que la nicotiane exerce sur l'homme une action moins énergique ; les faits qui prouvent le contraire ne sont malheureusement que trop nombreux.

Duncan rapporte, d'après Grant, qu'un mari et sa femme, voulant se guérir de la gale, se lavèrent avec une forte décoction de tabac. Le mari fut pris de vomissements, la femme de diarrhée, et tous deux furent tourmentés par de légères convulsions, qui cédèrent à un bain tiède suivi d'une sueur abondante.

Un soldat ivre avala de la salive imprégnée de tabac ; il évacua, s'assoupit, et, bientôt réveillé par de fortes convulsions, il se mit à rire à gorge déployée, poussa des cris, perdit la vue pour quelques jours et parut atteint de folie [1].

On lit dans les *Ephémérides des curieux de la nature,* qu'une femme, voulant guérir ses enfants de la teigne et détruire la vermine qui les rongeait, les frotta avec une pommade composée de beurre et de poudre de tabac ; il survint des vertiges, des nausées, des vomissements ac-

---

[1] **Fourcroy, dans Ramazzini.**

compagnés de défaillance et d'un état semblable à l'ivresse, qui dura vingt-quatre heures.

Un jeune garçon mourut trois jours après qu'on lui eut répandu du suc de tabac sur l'un des ulcères teigneux qu'il avait à la tête [1].

Une femme de 24 ans, tourmentée d'une constipation habituelle, mourut trois quarts d'heure après avoir pris un lavement préparé avec 48 grammes de tabac [2].

Le célèbre Santeuil mourut dans des convulsions violentes, après avoir bu un verre de vin dans lequel on avait mis du tabac d'Espagne.

Ces observations, auxquelles nous pourrions ajouter bon nombre d'autres, démontrent d'une manière péremptoire que dans certains cas le tabac agit comme un véritable poison, et un poison excessivement énergique. A ce titre il doit nécessairement attirer l'attention du médecin. Et, soit qu'une méprise funeste ou une confiance imprudente aient été cause de son emploi ; soit qu'une main criminelle l'ait administré dans un but coupable, il faut que l'homme de l'art sache reconnaître les symptômes de l'empoisonnement qu'il produit.

Sans revenir en détail sur un tableau que nous avons déjà tracé bien des fois, nous disons, en résumé, que la nicotiane provoque presque toujours des nausées, des vomissements pénibles avec contractions violentes des muscles de l'ab-

[1] Watterhal ; Journal de chimie médicale, pag. 317, année 1838.
[2] Journal de chimie médicale, pag. 316, année 1838.

domen. Bientôt surviennent le vertige, des pesanteurs de tête et des convulsions plus ou moins vives; la peau est froide, surtout aux extrémités, et se recouvre d'une sueur visqueuse; le carus et puis la mort terminent ordinairement la scène dans les cas les plus graves.

Les effets toxiques du tabac sont évidemment dus à la nicotine, dont l'action plus rapide est à peu près la même, à part une causticité extrême qui fait que cet alcaloïde corrode énergiquement les organes avec lesquels il est en contact[1]. C'est donc à reconnaître la présence de cette dernière substance que doivent tendre toutes les investigations du médecin légiste. La nicotine pure occasionne des désordres locaux dont nous n'avons pas à nous occuper ici; le tabac provoque seulement une inflammation légère qui lui est commune avec tous les narcotico-âcres, et qui par conséquent est sans importance.

Voici, d'après M. Moitessier, la marche à suivre lorsqu'il s'agit de déceler les alcalis organiques au milieu des matières suspectes qui les contiennent. Les alcaloïdes forment des sels acides, à la fois solubles dans l'eau et l'alcool;

---

[1] La nicotine, comme le tabac en décoction, amène un état convulsif, un tremblement général, bientôt suivi de mort. Celle-ci est arrivée en dix minutes chez un chien de petite taille, sur la langue duquel on avait appliqué cinq gouttes de nicotine. Deux minutes ont suffi, quand le poison a été introduit dans l'estomac à la dose de douze gouttes. Une fois seulement il y a eu des vomissements, et l'animal s'est rétabli; mais la cornée, sur laquelle on avait appliqué une goutte de l'alcaloïde, est restée opaque dans une assez grande étendue. (Orfila.)

leur solution peut être décomposée par les carbonates alca-
lins et les alcalis caustiques, de manière que l'alcali orga-
nique se trouve ainsi mis en liberté.

Afin de se débarrasser des matières organiques , dont la
présence gênerait dans des opérations aussi délicates, on
divise les tissus qui sont l'objet de ces recherches, et on
les traite par l'alcool pur ; on ajoute au mélange de 1/2 gr.
à 2 grammes d'acide tartrique. Ce mélange ayant été introduit dans un ballon, on le chauffe à 60° ou 75°. Après le
refroidissement complet, on jette la masse sur un filtre, on
lave la partie insoluble avec de l'alcool concentré, et l'on
abandonne dans le vide la liqueur filtrée.

Le résidu est dissous dans une très-petite quantité d'eau ;
on y ajoute du carbonate de potasse en poudre jusqu'à ce
qu'il n'y ait plus d'effervescence ; on agite alors avec de
l'éther pur ou de l'alcool. La liqueur filtrée est abandonnée
à l'évaporation spontanée, laisse un résidu renfermant l'alcali cherché [1].

Il s'agit maintenant de savoir quel est cet alcali. On y
arrive en mêlant ce résidu avec de l'eau contenant de 3 à
6 gouttes d'acide sulfurique. La liqueur est ensuite agitée
avec de l'éther froid, qui dissout la nicotine sans toucher
au sulfate qui s'est formé précédemment et qui reste dans
l'eau. Celle-ci, traitée par la potasse caustique, est ensuite
agitée avec de l'éther qui s'empare de l'alcaloïde mis à nu.

[1] Moitessier ; *loc. cit.*, pag. 108.

On fait évaporer les deux solutions éthérisées à l'air libre et à froid, ou sous le récipent d'une machine pneumatique. Dans l'un et l'autre cas, on a la nicotine, qui se reconnaît aux réactions que nous avons signalées plus haut.

Les effets de la nicotine sont si prompts que, si la dose est un peu élevée, on ne doit guère espérer de les combattre avantageusement. Il n'en est pas de même du tabac, et si l'on arrive assez tôt pour administrer les soins convenables, le succès couronne presque toujours les efforts du praticien.

Suppose-t-on que le poison a été avalé depuis peu de temps, il faut se hâter de provoquer des vomissements destinés à évacuer l'agent toxique par la voie la plus courte, ou les favoriser si la nature remplit déjà cette indication. Cette précaution a le double avantage d'expulser la cause du mal, et de guider le médecin dans les soins consécutifs, en lui permettant de constater la nature de cette même cause.

On aura recours à un éméto-cathartique, lorsque l'on pourra croire que la substance vénéneuse a franchi le pylore et se trouve dans le canal intestinal.

Y a-t-il des signes de congestion cérébrale, ce qui arrive assez souvent, les saignées générales et locales seront employées, et devront être en rapport avec le tempérament de l'individu. En même temps les boissons acidulées, la limonade, et surtout l'eau vinaigrée, seront d'une efficacité très-grande, tant que dureront les symptômes de narcotisme. Plus tard on combattra l'irritation gastrique ou intestinale par les tisanes gommeuses, mucilagineuses, et les sangsues même, s'il y a lieu.

Si le poison avait été appliqué à l'extérieur, le traitement serait absolument identique; seulement ici les évacuants seraient inutiles. En revanche, on devrait s'opposer à l'absorption du toxique par tous les moyens possibles : ligature entre la plaie et le cœur, lavages répétés, cautérisation, etc., etc.

# CHAPITRE III

**Du tabac au point de vue thérapeutique.**

La simple énumération des cures merveilleuses attribuées au tabac par ses apologistes, nous fournirait aisément les matériaux d'un long chapitre. Nous ne connaissons pas une maladie, soit locale, soit générale, qui, traitée par cette plante, n'ait été, dit-on, promptement et radicalement guérie ; de sorte que, si les propriétés dont on l'a décorée existaient réellement, elle pourrait à elle seule atteindre le but de la matière médicale tout entière.

De nos jours, au contraire, la nicotiane est tombée dans un discrédit si grand, qu'elle n'est guère plus employée que pour des cas excessivement rares et dans lesquels, au dire de MM. Trousseau et Pidoux, il est probable que les autres solanées vireuses la remplaceraient très efficacement. L'exposition qui va suivre démontrera, nous l'espérons, ce qu'il faut penser de deux opinions aussi diamétralement opposées, et quels sont les vrais avantages que l'on peut retirer de cette plante et de ses préparations diverses.

Zacutus Lusitanus, Rivière, Annemann, ont conseillé l'emploi du tabac dans l'épilepsie, l'hystérie et la manie, où ce moyen leur a paru héroïque. Sans nier complètement

les résultats indiqués par ces observateurs, nous ferons
remarquer que, s'il avait réussi aussi souvent qu'ils le proclament, ce médicament, si facile à se procurer et à administrer, serait aujourd'hui d'un usage universel. Il est plus
que probable que les guérisons ainsi obtenues seraient arrivées sous l'influence de tout autre agent perturbateur un
peu énergique, dont le tabac nous semble avoir joué le rôle
en ces circonstances exceptionnelles.

Dans ses leçons orales, Marjolin rapportait qu'un plan-
teur de la Guadeloupe guérissait tous ses nègres affectés du
tétanos traumatique en les plaçant entre deux foyers ar-
dents. Pendant qu'ils étaient ainsi soumis à l'influence d'une
chaleur très-considérable, on leur frictionnait toute la surface du corps avec des feuilles vertes de tabac, et on leur
faisait boire en même temps une décoction d'un insecte
appelé pou du bois [1].

Thomas, après lni Anderson, ont signalé des effets tout
aussi avantageux produits par les lavements préparés avec
la nicotiane, dont les feuilles fraîches étaient appliquées sur
les muscles principalement convulsés.

Blizard va plus loin encore, et il n'hésite pas à déclarer
qu'il n'a pas pu trouver un seul cas de tétanos où ce moyen,
employé d'une manière convenable avant l'affaiblissement
des forces vitales, ait échoué. Évidemment, c'est là une exa-
gération que les faits ultérieurs ont suffisamment démentie.

[1] Gory ; *loc. cit.*, pag. 23.

Que le tabac, agissant comme narcotique et d'une façon
analogue à l'opium, ait pu guérir un certain nombre de
maladies, nous n'oserions pas le nier ; mais vouloir en faire
un spécifique du tétanos, ou tout au moins le remède par
excellence de cette terrible affection, voilà ce que nous ne
saurions admettre.

Nous en dirons autant de l'opinion de M. Fischer ( Hufe-
land, journal 1838 ), qui, attribuant à la nicotiane une
action stimulante sur le cerveau, le cervelet et la moelle
épinière, en recommande l'emploi dans l'incontinence d'urine
causée par la paralysie de la vessie, comme dans la paralysie des membres inférieurs.

On a vu parfois des névralgies très-douloureuses, des
odontalgies par exemple, la migraine, être notablement
amendées par des fumigations pratiquées avec la vapeur du
tabac ou par l'application de ses feuilles trempées dans le
vinaigre. Des céphalalgies anciennes et coïncidant avec une
grande sécheresse de la membrane pituitaire, guérissent
assez souvent sous l'influence de cette substance employée
comme sternutatoire. Malheureusement, il peut arriver que
les personnes auxquelles on l'a conseillée momentanément,
finissent par s'y habituer, sous prétexte qu'elles s'en trouvent bien ; ce qui est l'occasion de dire que le remède est
pire que le mal [1].

Robert Page et M. Szerlecky prétendent qu'à dose un peu

[1] Dictionnaire en 60 volumes, tom. LIV, pag. 200.

élevée, le tabac, agissant comme le tartre stibié, peut, à l'exemple de ce médicament, être conseillé avec succès dans le traitement des inflammations des organes respiratoires. Le premier de ces praticiens s'est servi d'un lavement préparé avec 1 gramme 75 centigrammes de feuilles sèches et 360 grammes d'eau ; il assure n'avoir pas eu besoin d'y revenir pour obtenir la guérison complète d'une pneumonie dont l'aggravation allait croissant sous l'influence des antiphlogistiques. Ce fait et deux autres observations tout aussi concluantes, publiées dans le *Journal de médecine d'Édimbourg*, lui paraissent suffisantes pour engager les médecins à essayer ce moyen dans toutes les phlegmasies internes qui font des progrès rapides et menacent les jours du malade. Une telle pratique, que nous sachions du moins, n'a pas été suivie ; les résultats ne seraient pas sans doute aussi favorables que veut bien le dire l'auteur qui la préconise.

Rien n'est mieux établi, au contraire, que la propriété éminemment purgative de la nicotiane. Administrée en lavement sous forme de fumée ou en décoction, cette plante est très-utile pour remédier à la constipation entretenue par une paralysie du gros intestin ou un obstacle mécanique apporté au cours des matières fécales.

Sydenham, plus tard Mertens et Schœffer, ont insisté sur les avantages qu'on pouvait retirer de ce moyen dans les cas d'iléus, et bon nombre d'observateurs ont constaté après eux et à diverses reprises son efficacité. Ce n'est pas à dire pourtant qu'il n'ait eu aussi ses mécomptes. Sous le nom d'iléus, on désigne un ensemble de symptômes qui peuvent être produits par des causes très-dissemblables, mais dont le résultat habituel est une oblitération momentanée du tube intestinal. Celle-ci, parfois purement spasmodique ou due simplement au pincement de l'intestin, cède très-bien à l'action du tabac, qui échoue au contraire si l'étranglement interne est très-prononcé.

M. Ronzier-Joly a publié dans le *Bulletin de thérapeutique générale*, trois observations d'iléus déterminé par l'accumulation dans le gros intestin de fèces endurcies, dont il a obtenu la disparition rapide par des lavements préparés avec 8 gram. de tabac pour 250 grammes d'eau. Nous regrettons que le défaut d'espace nous empêche de les reproduire.

L'analogie conduisit Schœffer à prescrire ces divers moyens contre l'étranglement herniaire. Pott, Heister, Callisen, de Haën s'en montrèrent très-partisans ; Heister surtout disait n'avoir plus opéré de hernie étranglée depuis qu'il connaissait ce remède. Vidal de Cassis rapporte que A. Cooper a constaté un empoisonnement mortel, produit par un lavement dans lequel étaient 8 grammes de tabac ; il a vu un autre malade empoisonné par l'infusion de 4 grammes seulement de cette substance. Le lavement de tabac, dit A. Cooper, amène un accablement extrême ; sous l'influence de ce modificateur, le pouls devient fréquent et faible ; la peau se couvre d'une sueur froide ; il y a un relâchement général, pendant lequel une pression légère suffit souvent pour réduire la hernie. Ce moyen, beaucoup moins usité en France qu'en Angleterre, réussit quelquefois ; mais s'il manque son effet, le malade se trouve dans des dispositions plus fâcheuses pour l'opération [1].

Le tabac introduit dans le tube intestinal n'y exerce pas seulement une action purgative ; en vertu de son âcreté, il irrite plus ou moins la muqueuse avec laquelle il est en contact, et cet effet, dont on a tiré parti pour rappeler les asphyxiés, ainsi que nous le dirons tout à l'heure, est très-souvent nuisible et devient, dans certains cas, une contre-indication formelle. Cette irritation est mise à profit, au contraire, lorsque la sensibilité de l'intestin est engourdie et qu'il existe un état paralytique très-prononcé. Merat a connu un ancien médecin de la Faculté de Paris, paralytique dans les sept ou huit dernières années de sa vie, qui, tous les dix ou douze jours, n'allait à la garde-robe qu'au moyen d'un lavement de décoction de tabac ; tout autre médicament était insuffisant pour le faire évacuer.

L'injection de la vapeur du tabac par le fondement, pratiquée dans le but d'obtenir la cessation de l'asphyxie chez les noyés, a été surtout mise en vogue par Pia, qui publia huit mémoires pour en démontrer l'efficacité. Avant lui, Lecat, Gardanne, Tissot, Lafosse, Morand, avaient rapporté un grand nombre d'exemples en faveur de ce traitement. On ne saurait cependant lui refuser le mérite de l'avoir vulgarisé. Portal s'éleva fortement contre l'emploi de la fumée,

[1] Vidal (de Cassis), tom. IV, pag. 129.

qu'il déclarait pernicieuse, en ce sens que, refoulant le dia-
phragme par le ballonnement de l'intestin, elle devait gêner
la dilatation de l'organe pulmonaire ; mais il ne redoutait
nullement les propriétés toxiques de la plante elle-même
et en recommandait la décoction.

Orfila, dans sa *Toxicologie* ; Chaussier fils, dans l'ouvrage populaire *Contre-poisons*, ont cherché à démontrer
que le tabac, à cause de ses propriétés narcotiques, devait
être plutôt nuisible qu'utile aux asphyxiés. C'est là une
question que nous n'essaierons pas de résoudre ; mais nous
pensons avec MM. Trousseau et Pidoux qu'avant de préco-
niser un moyen qui, dans certains cas, peut devenir dangereux, il eût été convenable de faire quelques expériences
comparatives, ce qui n'a jamais été fait.

Le docteur Gravel a guéri la colique de plomb en appli-
quant une forte décoction de feuilles de tabac sur le ventre
des malades, et en la laissant en place jusqu'à ce que des
évacuations alvines arrivent ; il donne alors des purgatifs
drastiques

L'infusion a été employée contre la dysenterie, mais appliquée à l'extérieur en fomentations. Obierne, qui dit avoir
obtenu des succès de ce mode de traitement dans un grand
nombre de cas, y ajoutait comme adjuvant et peut-être, à
notre avis, comme moyen vraiment curateur, quelques purgatifs doux, tels que l'huile de ricin, le sulfate de magnésie,
le calomel, etc., etc.

On a remarqué depuis longtemps que le tabac, quelle

que soit sa forme, a la propriété de détruire les insectes et
bon nombre de petits animaux, propriété qu'il partage, du
reste, avec des substances d'un maniement plus facile et
moins dangereux. C'est pourquoi on a conseillé de le mettre
en usage pour tuer ou expulser les vers intestinaux. Aux
États-Unis , dès qu'un enfant présente quelques-uns des
symptômes de l'affection vermineuse , on se hâte de lui ap-
pliquer des feuilles de tabac fraîches et mouillées sur le
ventre. Cette pratique a souvent amené des vomissements,
de la diarrhée, et, dans un cas cité par Fouquet, une sorte
de choléra-morbus qui se termina par la mort. Contre les
*pediculi pubis, capitis, acarus de la gale* , on a eu recours
aux mêmes moyens : lotions avec l'infusion de feuilles de
nicotiane ou frictions avec une pommade dans laquelle cette
substance se trouve incorporée. Seulement, ainsi que nous
l'avons déjà dit plus haut, dans ces cas, l'absorption du médicament s'effectuant sur une très-large surface, il en est
résulté des accidents , quelquefois mortels , toujours assez
graves pour qu'on ait dû en suspendre l'usage.

Ceci a été surtout observé lorsque le tabac a été appliqué
sur les surfaces dénudées, chez les teigneux par exemple,
ou chez les individus atteints d'une maladie cutanée avec
ulcération de cette membrane.

En 1785, Fowler indiqua la teinture de tabac comme
étant très-efficace dans le traitement de la dysurie calcu-
leuse. Des résultats analogues à ceux qu'il a signalés ont été
obtenus par le docteur Westberg, de Helmstadt (en Suède),

avec cette teinture administrée à la dose de vingt gouttes dans une tasse de tisane de graine de lin, toutes les heures. La belladone n'aurait-elle pas produit ici des effets tout aussi avantageux?

C'est toujours à titre de diurétique que le praticien anglais préconisa le tabac dans l'hydropisie, sans distinction de siége. La préparation qu'il employait de préférence était une infusion de 8 grammes de tabac dans 120 grammes d'eau à laquelle on ajoutait 60 grammes d'alcool. Quarante gouttes étaient la dose habituelle que le malade devait prendre matin et-soir, en augmentant de cinq à dix gouttes chaque fois. Fowler a donné jusqu'à deux cents gouttes de cette teinture, et assure avoir guéri dix-huit malades sur trente et un. Sous l'influence du traitement, la santé des autres s'était bien évidemment améliorée.

M. Trousseau prétend n'avoir eu qu'à se louer de la médication suivante, qui, dit-il, est conseillée par quelques empiriques, plutôt pour prévenir que pour calmer les attaques dans la goutte aiguë.

Tous les mois, pendant une semaine, le malade prend un bain de pieds préparé avec l'infusion de 50 grammes de tabac à priser en poudre[1]. Puis, après s'être bien essuyé les pieds, il les expose pendant dix minutes à la fumée de feuilles de tabac à fumer que l'on brûle sur un réchaud. Quand les pieds sont bien secs, on les recouvre d'un bas de laine

---

[1] Trousseau et Pidoux, tom. II, pag. 94.

bien sec dans lequel on a également introduit de la fumée de tabac.

Diemenbroeck a vanté le tabac et surtout le tabac à fumer, et le regarde comme un préservatif puissant contre la peste. Entre autres observations qu'il cite pour chercher à prouver que c'est en fumant beaucoup qu'il a pu se garantir de la peste de Nimègue, nous rapporterons la suivante :

« Cum N. Stracten, notarius publicus, in angiportu propè
» scholam tripudiariam habitans, peste cum alvi fluxu labo-
» raret, ad ipsum invisendum vocatus fui. Post brevissimam
» visitationem domo rursùs egressus, illicò me vertigine,
» nauseà et cordis anxietate affatum sensi, ità ut pestilens
» contagium me concepisse non dubitarem. Quâpropter,
» postpositis omnibus negotiis ( erat namque circiter horâ
» decimâ antemeridianâ) statim me domum contuli, atque
» tabaci optimi quinque sexve fistulas fumisuctione exhausi,
» cujus usu omnia prædicta symptomata ita penitus evanue-
» runt, ut me minimum quidem mali amplius sentirem.
» Tum rursùs foras prodire et reliquos ægros invisere volens,
» Theriacæ Andromachi drachmam præsumpsi, atque ità
» deinceps optimè valui [1]. »

Nous avons tenu à donner l'observation tout entière, pour montrer combien elle était peu concluante. Au reste, le même auteur a remarqué lui-même qu'à Nimègue, tous les débitants de tabac n'ont pas été préservés de la peste ; et, comme

---

[1] Diemenbroeck ; *Tractat. de peste.*

l'a très-bien fait observer Murray, les Orientaux, les Turcs
en particulier, sont très-souvent victimes de ce fléau, quoique l'habitude de fumer y soit plus commune que chez aucun
autre peuple.

Nous terminerons ces quelques considérations sur l'action
thérapeutique du tabac, par une énumération de certaines
compositions pharmaceutiques dans lesquelles se trouve
cette substance. Ce sont : le sirop de Quercetan, fabriqué
avec de l'infusion de tabac, du miel et du vinaigre; l'eau
vulnéraire, le baume tranquille, l'onguent de Nicotiane, le
mondificatif d'Ache, l'onguent splénique de Bauderon, le
baume Opodeldoch, etc., etc.

De tous ces médicaments ou préparations diverses, les
uns sont aujourd'hui généralement abandonnés, les autres
débarrassés des substances dont l'action était nulle ou dou-
teuse, ne renfermant plus la moindre parcelle de nicotiane.
Il est donc inutile que nous nous y arrêtions davantage.

## CONCLUSION.

Si , portant nos regards en arrière , nous jetons maintenant un coup d'œil d'ensemble sur l'étude à laquelle nous
venons de nous livrer, nos conclusions seront loin d'être
favorables au tabac.

Que reste-t-il, en effet, de ses propriétés thérapeutiques
lorsqu'on les soumet à un examen un peu sévère ? Quelques
résultats variables, incertains, toujours entourés de dangers

et bien évidemment inférieurs à ceux que fournissent d'autres médicaments moins redoutables.

Introduit au sein de nos organes, il y exerce une action éminemment toxique que l'habitude semble parfois émousser, mais qui n'en est pas moins l'origine de troubles profonds et de maladies les plus graves.

Le tableau que nous en avons déjà présenté n'a pas été assombri à plaisir : en parlant de l'hébétude prématurée, triste apanage des fumeurs acharnés ; en énumérant les altérations du système nerveux dont il est la cause ; en lui attribuant une influence directe sur la production du cancer buccal , nous n'avons fait que répéter ce qu'avaient dit avant nous bon nombre d'observateurs judicieux et véridiques.

Il nous eût été facile de démontrer les dangers attachés à une habitude frivole, se transformer en une passion tyrannique et tout aussi impérieuse dans ses exigences que la faim et la soif.

Mais à quoi bon ! Notre intention n'est pas de faire ici le procès du tabac. D'autres plus puissants et plus capables que nous l'ont entrepris, dont la voix n'a pu se faire entendre.

La Nicotiane, malgré ses propriétés délétères, sa saveur âcre et brûlante , son odeur nauséabonde , est partout favorablement accueillie ; son emploi s'est répandu non-seulement par tout l'univers civilisé, mais même parmi les nations les plus lointaines en communication avec les Européens , et est devenue la source d'un revenu immense, en opérant en quelque sorte dans nos mœurs une révolution. Après tout, dirons-nous avec M. le professeur Bouisson, le succès du tabac a peut-être sa raison d'être. Ne fût-il qu'une des conséquences de l'art de vivre plus heureusement, art dont un des problèmes consiste à se créer des besoins qu'on puisse satisfaire ; dût-il en partie sa propagation à la mode, que la raison reconnaît si souvent comme sa souveraine, cet usage répond à un instinct qui, pour être mal défini, n'en paraît pas moins puissant. S'il faut en croire la béate annulation intellectuelle des fumeurs, le tabac serait, par les effets qu'il produit, un des rares correctifs de la nature tourmentée de l'homme. S'il en est ainsi, que le philosophe en permette ou en conseille l'usage. Mais cette tolérance ou cette prescription ne doit pas fermer les yeux au médecin observateur, et celui-ci a le devoir de faire connaître les faits qu'il recueille et qu'il vérifie.

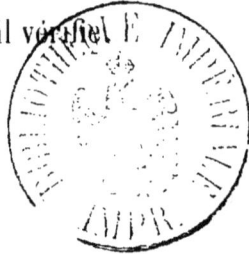